健康ライブラリー　イラスト版

前立腺がん

より良い選択をするための完全ガイド

監修　頴川　晋　東京慈恵会医科大学泌尿器科
主任教授兼診療部長

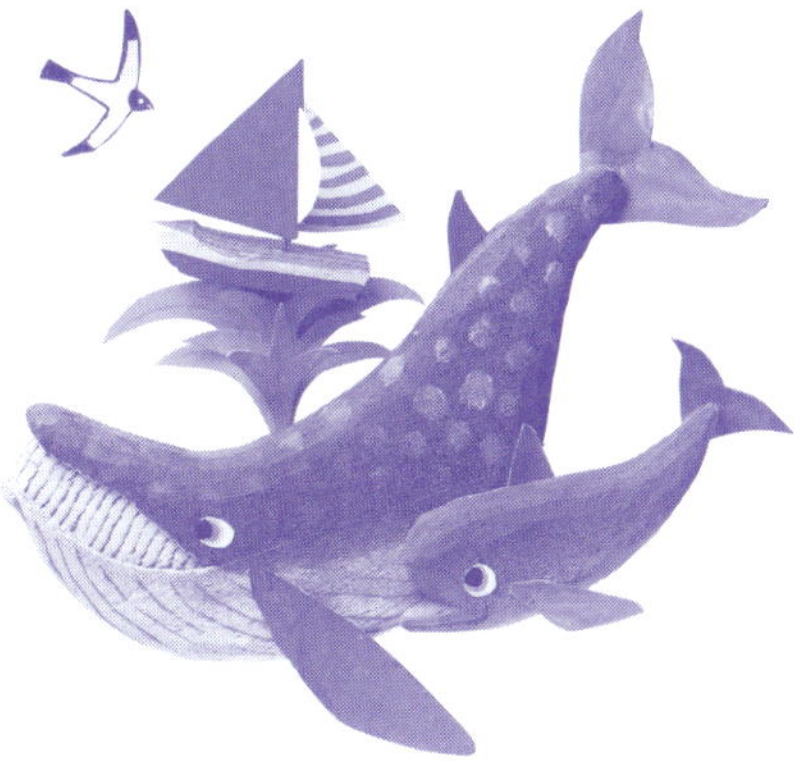

講談社

まえがき

　現在、日本人男性がいちばんかかりやすいがん――それが、ほかでもない「前立腺がん」です。国立がん研究センターがん対策情報センターによれば、前立腺がんの罹患数《りかんすう》は二〇一五年に胃がんや肺がんを追い越し、トップの座を占めたと推測されています。

　前立腺がんについては、「進み方がゆっくり」という話を見聞きすることも多いと思います。「だから、検診など受けないほうがよい。見つかっても治療しないほうがよい」などという極論も聞かれます。

　しかし、本当にそうでしょうか？　もし、すべての前立腺がんが、放っておいても命にかかわらないほど進行が遅いのなら、前立腺がんで命を落とす人はいないはず。ところが、現実には年間一万人を超える男性が、前立腺がんが原因で亡くなっています。「進行が遅いから治療は不要」などと、十把《じっぱ》一絡《ひとから》げにとらえるのは危険といわざるをえません。

　長く、よい状態を保って生きていくためには、患者さん自身のがんの状態、全身の健康状態などを勘案しながら、最良の治療法を「選択」していくことが必要です。

　選択と申しましたが、これがなかなか難題です。前立腺がんは、治療の選択肢が非常に多いがんでもあります。「これからどうすればよいのか」と困惑することも多いでしょう。迷いを解消するには、まずは現状を知ること、さらには、患者さん自身が「大切にしたいことはなにか」をしっかり考えてみることが必要です。

　私が前立腺がんの治療を専門に手がけるようになって約三〇年あまり。「根治を目指す方法」も、「上手につきあう方法」も、それぞれに進化を続けています。本書があなたにとって「最良の選択」を導き出すための一助となれば、これほどうれしいことはありません。

東京慈恵会医科大学泌尿器科主任教授
兼診療部長
頴川 晋

前立腺がん
より良い選択をするための完全ガイド

もくじ

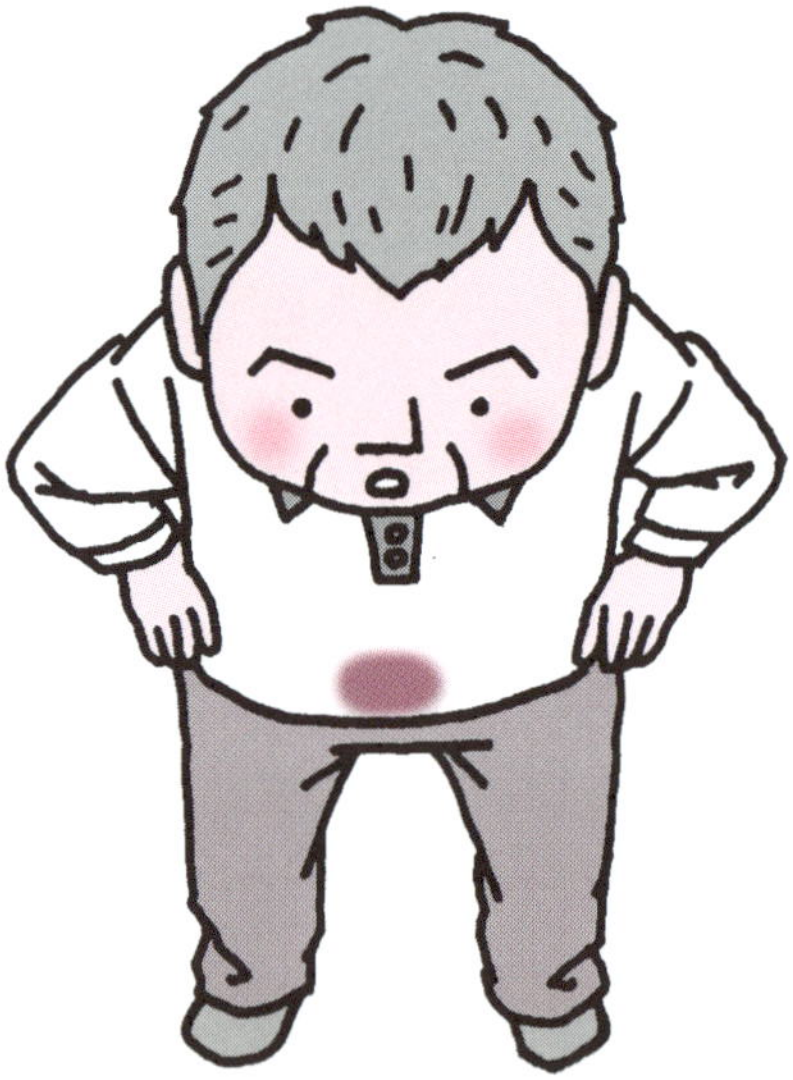

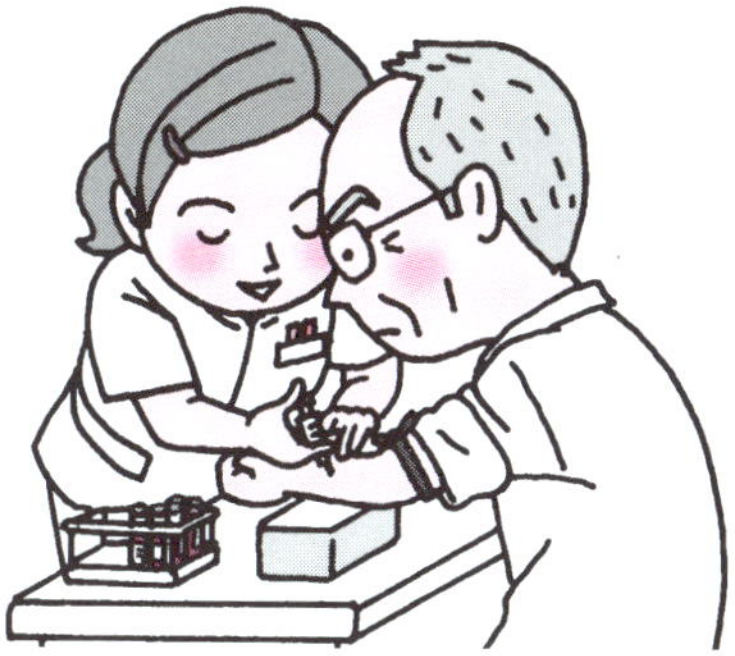

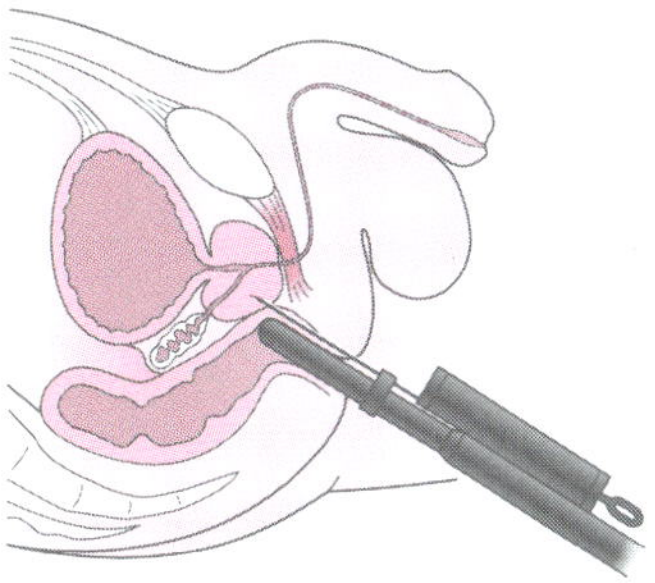

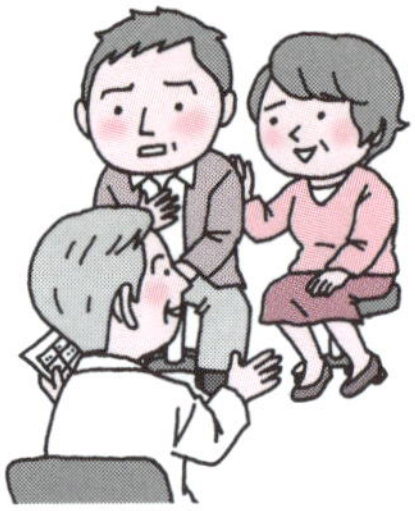

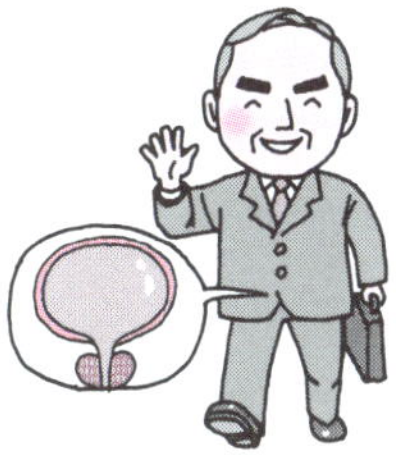

ケースで学ぼう

前立腺がんの発見から治療まで——それぞれの選択は？

中高年の男性に多くみられる前立腺がん。前立腺がんに対する治療は、複数の選択肢があります。さまざまな患者さんの例を参考に、「自分はどうするか」を考えていきましょう。

Aさん 50代

発見のきっかけ

人間ドックの血液検査で、前立腺がんだと増えるというPSA（→22－25ページ）の値が「5」と、基準値より少し高いことがわかり、泌尿器科で再検査を受けました。

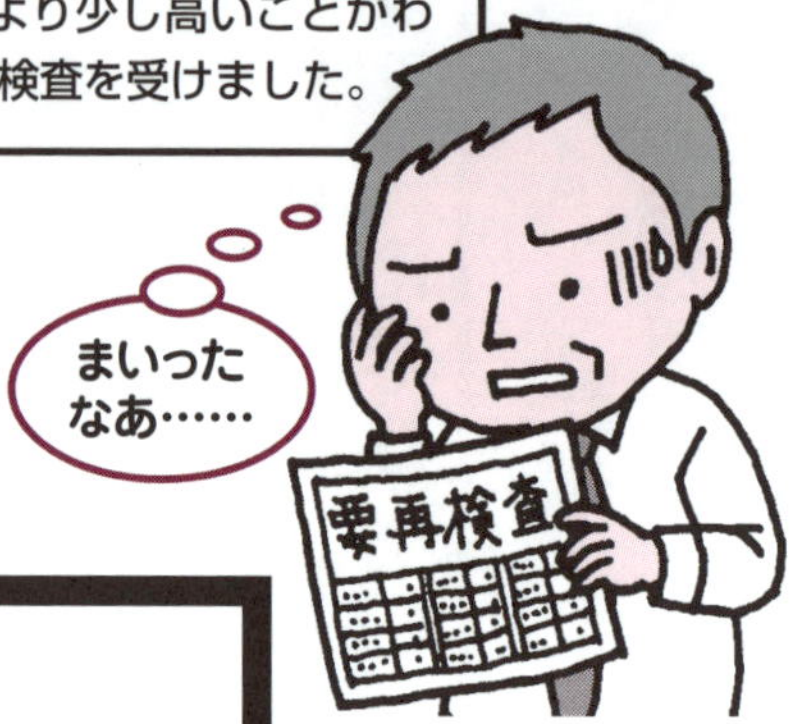
まいったなあ……
要再検査

がんの状態

前立腺に針を刺して組織の一部を採って調べる生検（→30ページ）を受けました。結果は「早期のがん」とのこと。がん細胞の構造から分類するグリソンスコア（→31ページ）は「6」ということで、悪性度は低いそうです。

選んだ治療法

この段階でしっかり治療すれば完全に治る見込みが高いとのこと。手術か放射線か迷いましたが、結局、開腹による前立腺全摘除術（→58ページ）を受けました。

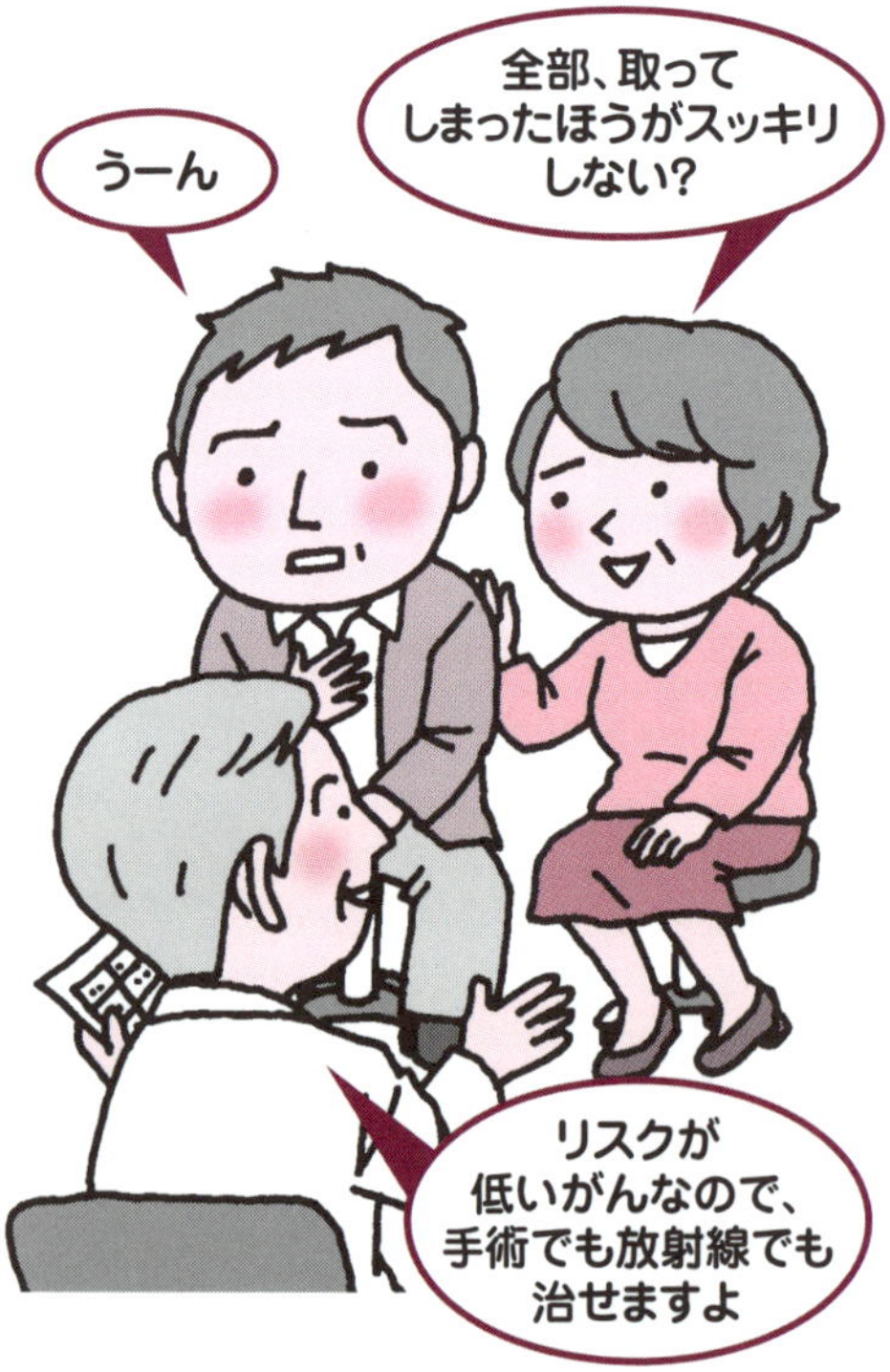
うーん
全部、取ってしまったほうがスッキリしない？
リスクが低いがんなので、手術でも放射線でも治せますよ

現在の状態

手術後、半年ほどは尿もれ用のパッドを使っていましたが、その後は問題ありません。神経をある程度残せたこともあり、男性機能（→50ページ）もまあまあ回復しました。

PSA値は劇的に下がり、治った実感が高いので、おおむね満足しています。

Bさん 60代

発見のきっかけ

ある日、急に尿の色が赤くなり、びっくりして近くのクリニックを受診しました。膀胱にできた結石が血尿の原因とのことでしたが、ついでに調べてもらったPSAの値に問題があることがわかりました。

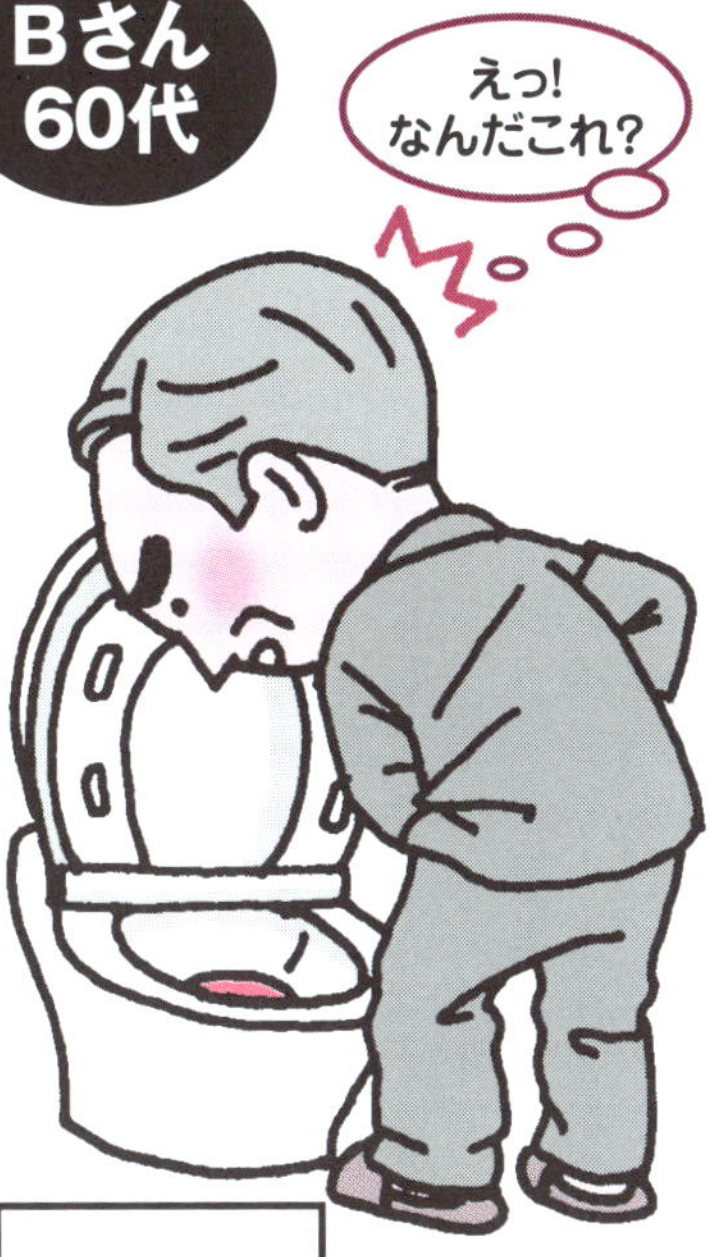
えっ!
なんだこれ?

がんの状態

紹介先の医療機関で生検を受けたところ、がんが検出されました。グリソンスコアは「7」で、中間リスクの前立腺がんだそうです。転移はないとのことなので、ホッとしました。

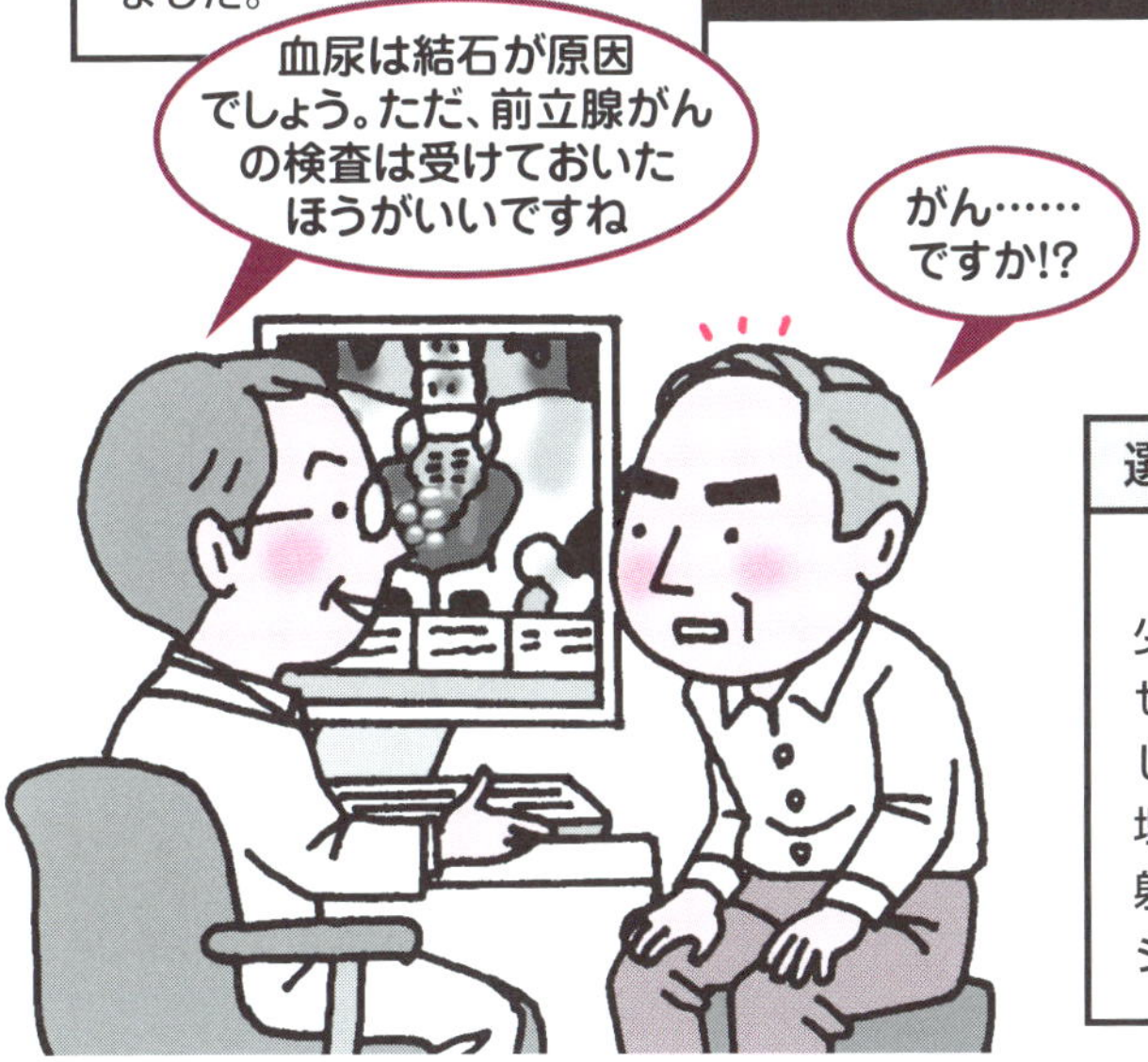
血尿は結石が原因でしょう。ただ、前立腺がんの検査は受けておいたほうがいいですね
がん……ですか!?

選んだ治療法

男性機能が失われることには少々抵抗があり、前立腺を切除せず、放射線療法で治すことにしました。前立腺の中に線源を埋め込んで内側から放射線を照射する小線源療法（→64ページ）を始めました。

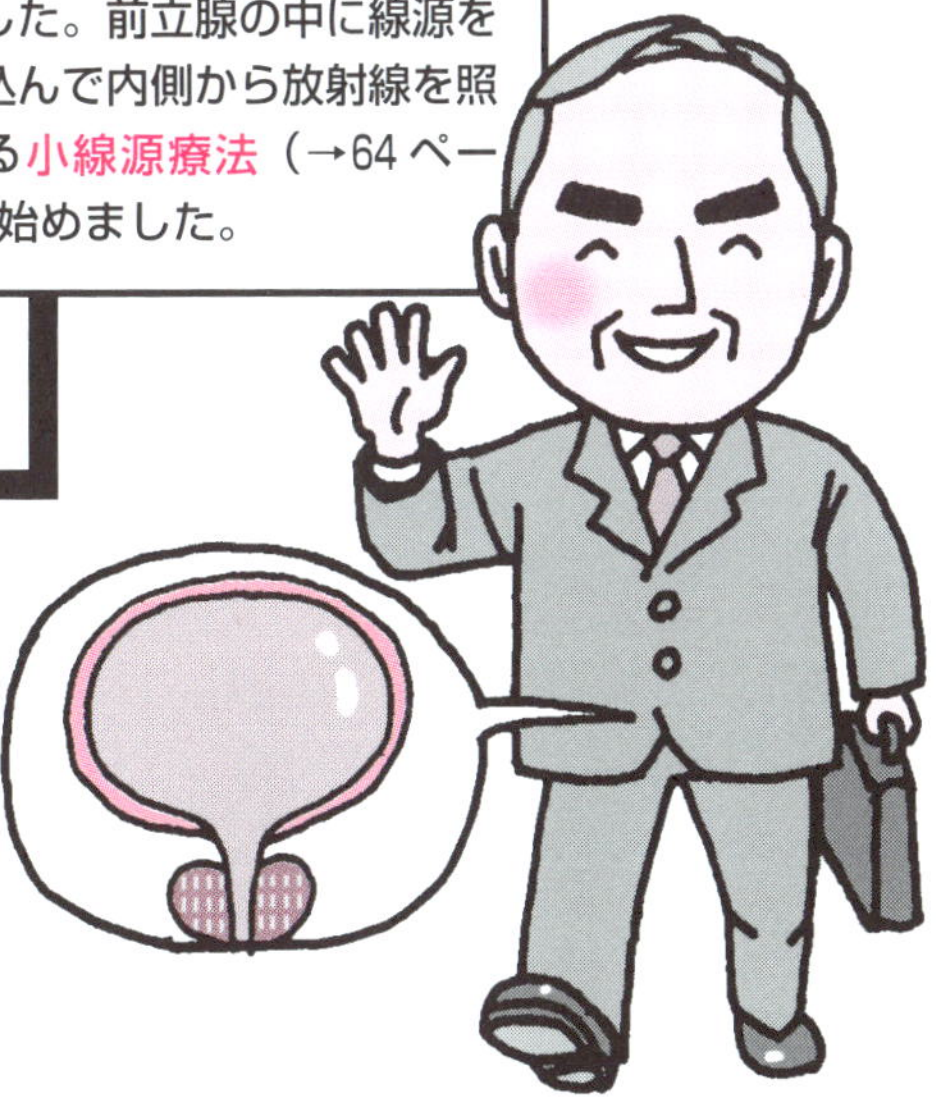

現在の状態

線源を埋め込む処置をしたあと、3ヵ月ごとにPSA値を測定しに行っています。今のところ、数値は一定レベル以下に保たれています。

治療を始めてすぐは頻尿に悩まされましたが、今はとくに問題ありません。ただ男性機能は衰え気味なので、医師に薬を処方してもらっています。

Cさん
70代前半

発見のきっかけ

おしっこの出が悪いのは年のせいとあきらめていたのですが、同年配の知人が前立腺がんで亡くなったと聞いて不安になり、近くのクリニックを受診。PSA 値が「12」と高かったため、生検を受けることになりました。

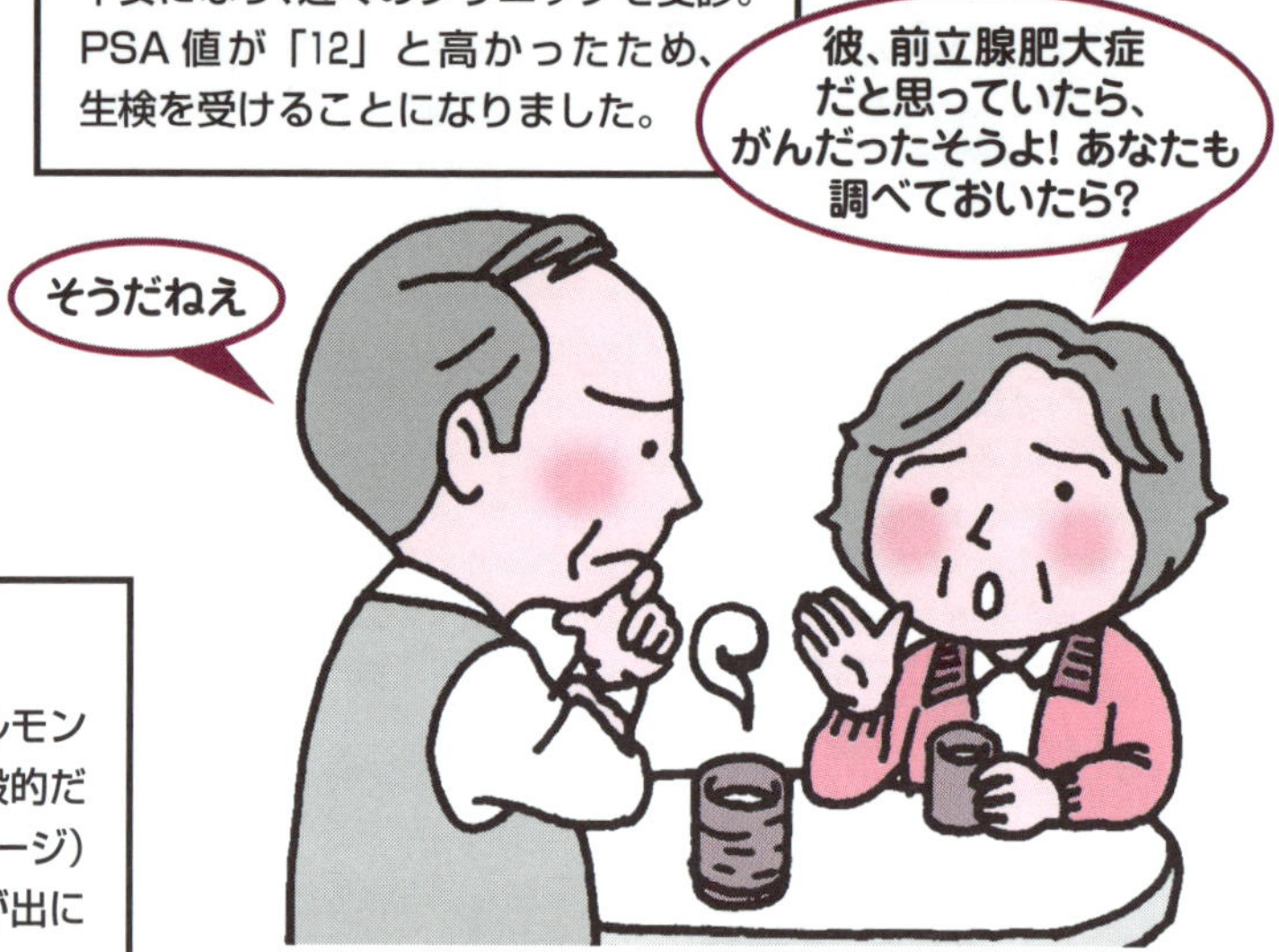

そうだねえ
彼、前立腺肥大症だと思っていたら、がんだったそうよ！ あなたも調べておいたら？

がんの状態

生検の結果、前立腺がんであることがわかりました。がんは前立腺内にとどまっており、転移はなかったのですが、グリソンスコアは「8」。高リスク、要はあまり性質のよくないがんだそうです。

選んだ治療法

高リスクの場合、放射線療法とホルモン療法の組み合わせで治療するのが一般的だそうですが、私は前立腺肥大（→38 ページ）があり、放射線を当てるとさらに尿が出にくくなるおそれがありました。

そこで前立腺をすべて摘出する手術を受けることに。開腹手術より傷が小さい腹腔《ふくくう》鏡《きょう》下《か》手術（→59 ページ）を選択しました。

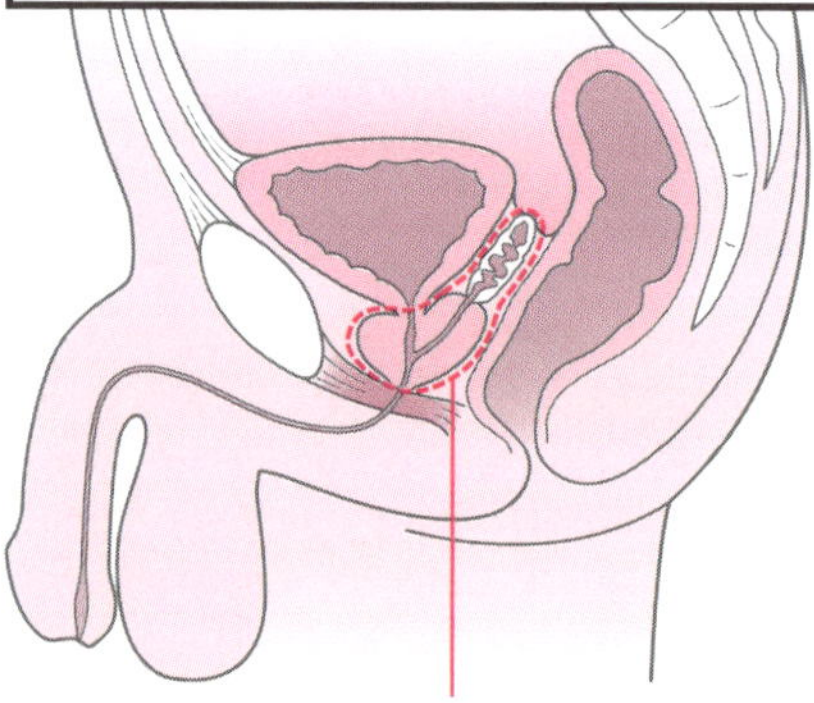

手術で切除する範囲

現在の状態

手術後の尿もれ（→86 ページ）は覚悟していたので、それほど苦にはなりませんでした。外出時は、万が一のときのために、今も尿パッドを使っています。せっかく手術まで受けたのですから、元気に長生きしようと思って、積極的に出歩いています。

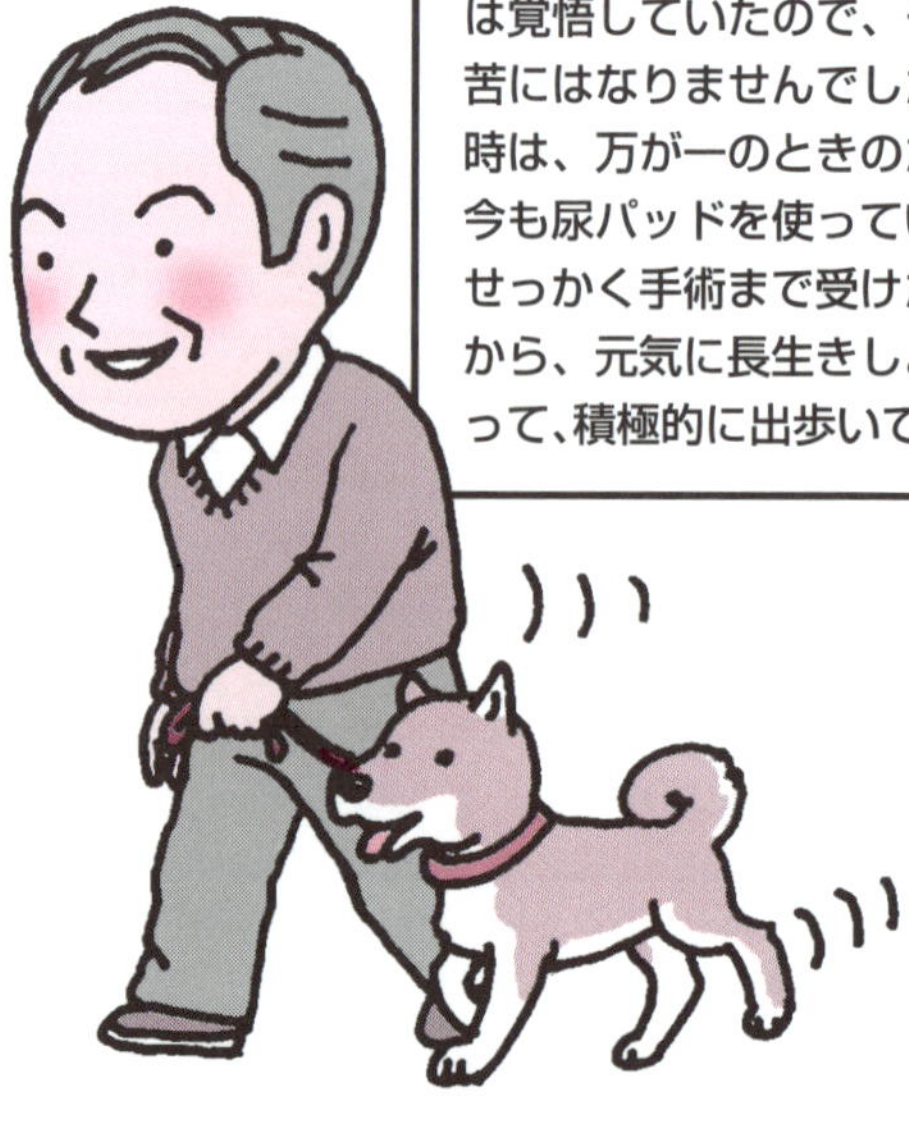

Dさん
70代後半

発見のきっかけ

私が住んでいる自治体では、住民検診でPSA検査を受けられるので、今まで３回ほど受けてきました。今回はPSA値が「6」と、初めて基準値を超えていたため、泌尿器科を受診しました。

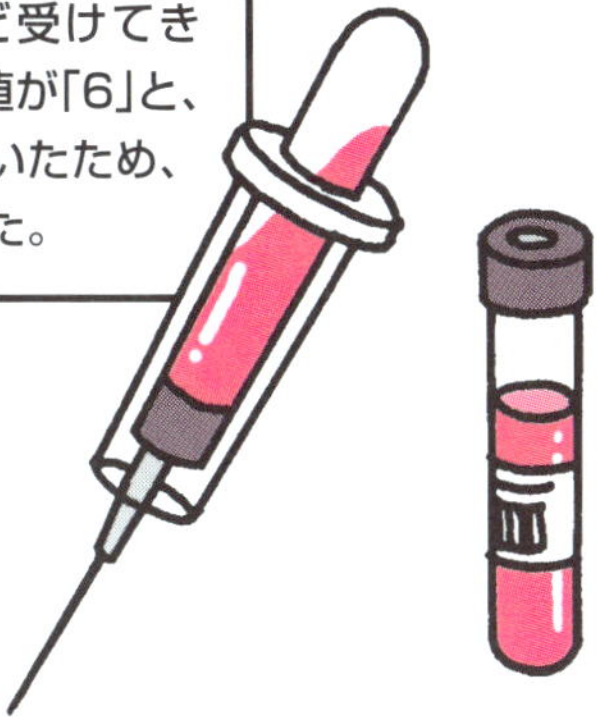

がんの状態

PSAの値はグレーゾーン（→25ページ）で、がんの可能性は２～３割ということでしたが、念のため生検を受けておきました。結果、一部にがんが見つかりましたが、グリソンスコアは「6」で、悪性度は低いことがわかりました。

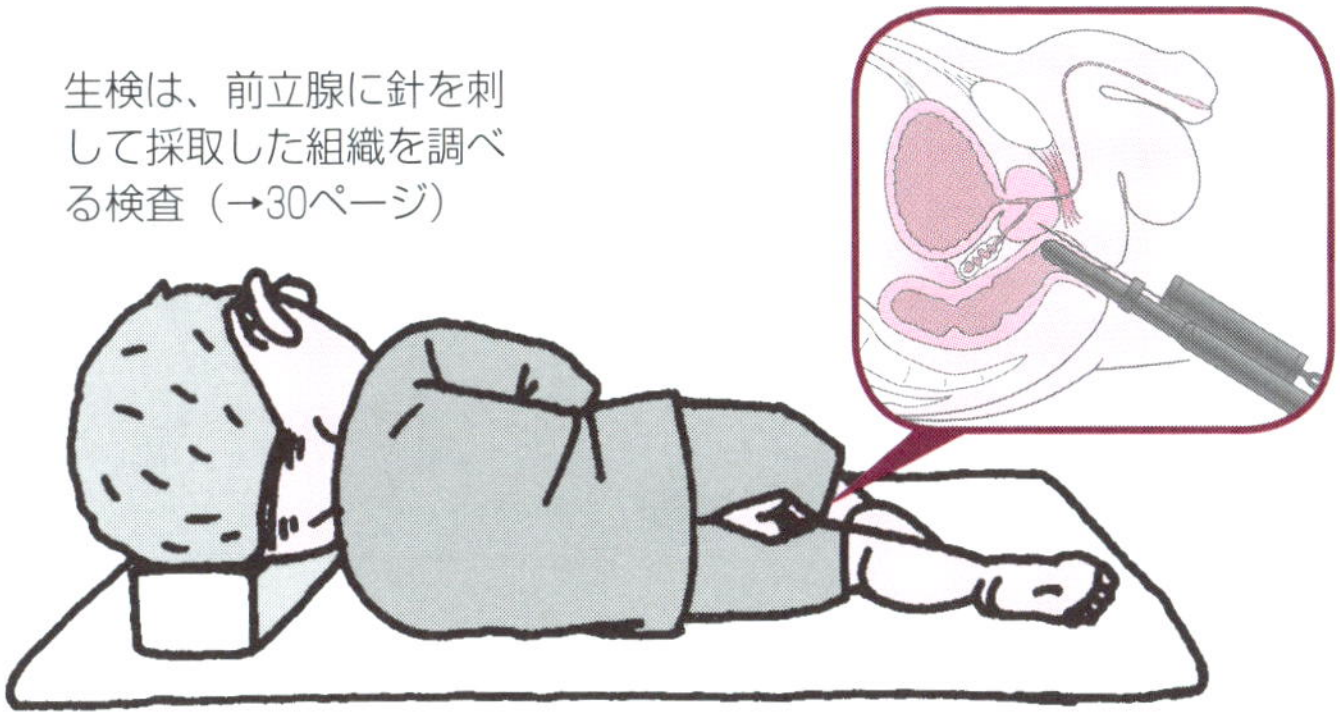

生検は、前立腺に針を刺して採取した組織を調べる検査（→30ページ）

選んだ治療法

がんが比較的おとなしい性質であることと、私自身の年齢から、手術や放射線療法は受けず、監視療法（→74ページ）を始めることにしました。定期的にPSA検査を受け、数値の変化をみていくことにしたのです。

現在の状態

３ヵ月に１回、血液検査を受けています。PSA値はほんの少しずつ上昇していますが、まだグレーゾーンの範囲内です。私の寿命が尽きるのと、がんが育ってなにか治療が必要になる時期と、どちらが早いかわかりませんが、しばらくは様子見です。

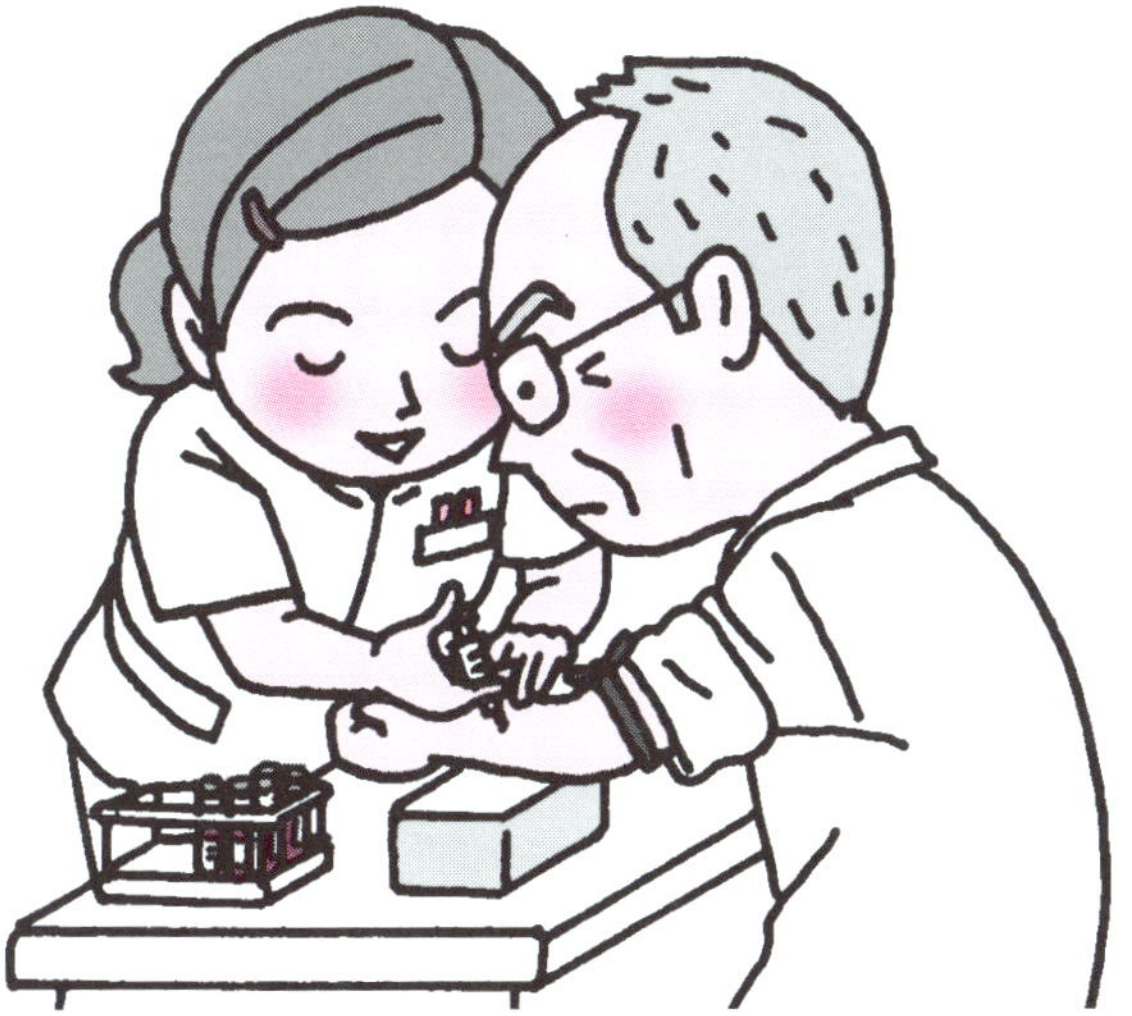

Eさん 80代

発見のきっかけ

腰の痛みや足のしびれがひどくなり、整形外科を受診しました。私は年齢のせいだろうと思っていたのですが、医師に「全身を調べておいたほうがいい」といわれ、別の医療機関を紹介されました。

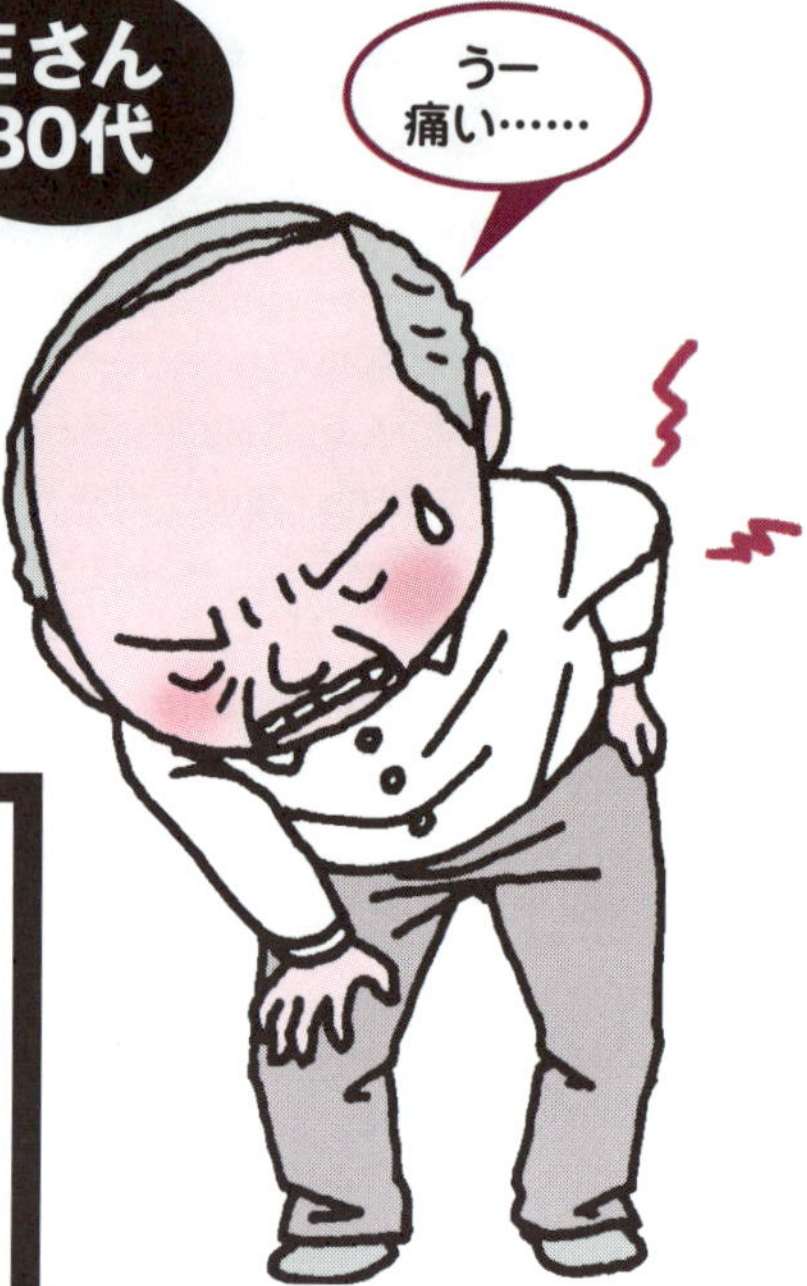
うー
痛い……

がんの状態

いろいろ検査をした結果、前立腺がんがあり、それが腰の骨に**転移**(→33ページ)していることがわかりました。腰痛や足のしびれは、転移したがんによる症状だそうです。

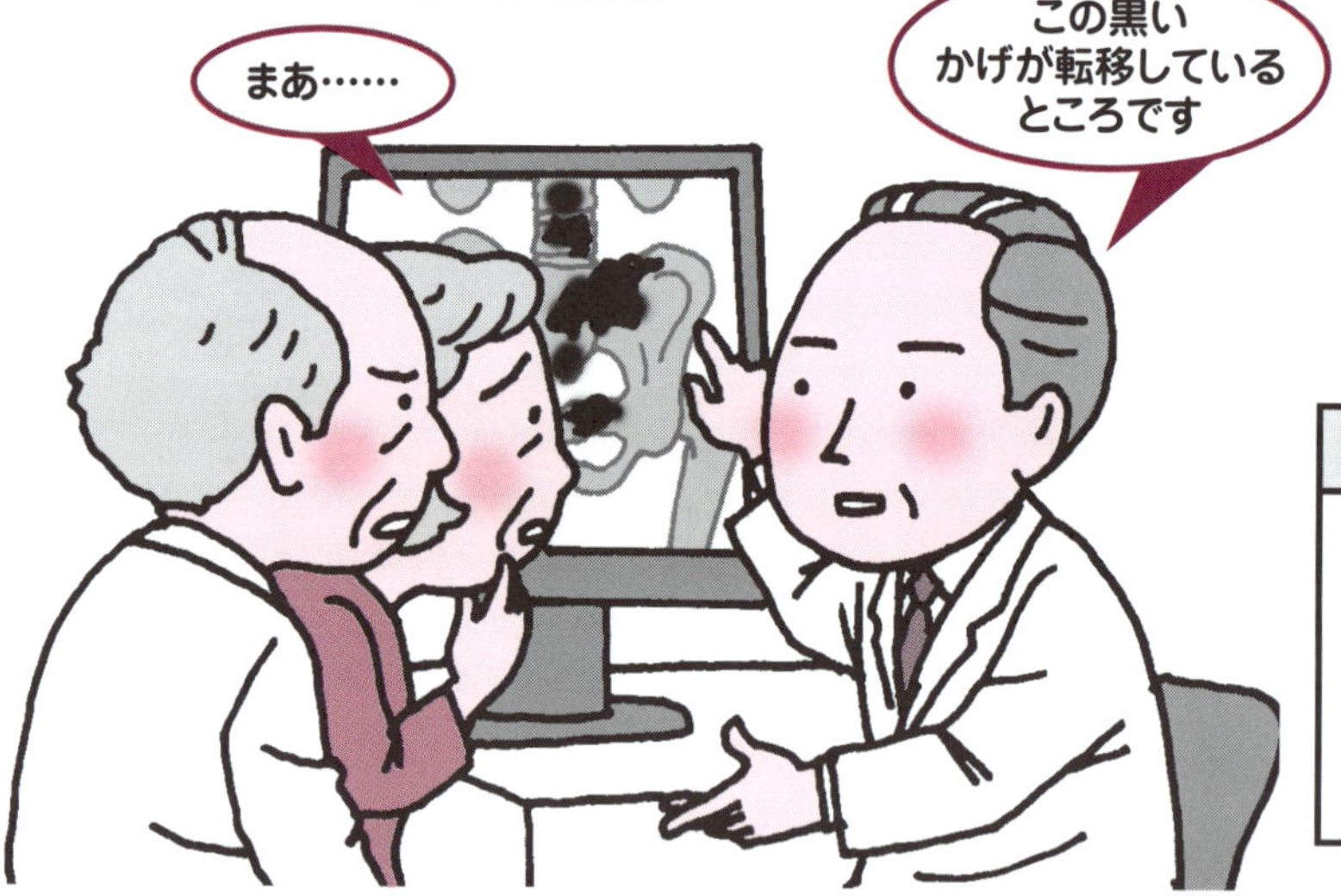
まあ……
この黒いかげが転移しているところです

選んだ治療法

転移している場合には、**ホルモン療法**(→68−73ページ)を中心に薬でがんの進行を止めるのだそうです。私は注射薬と飲み薬を併用しています。

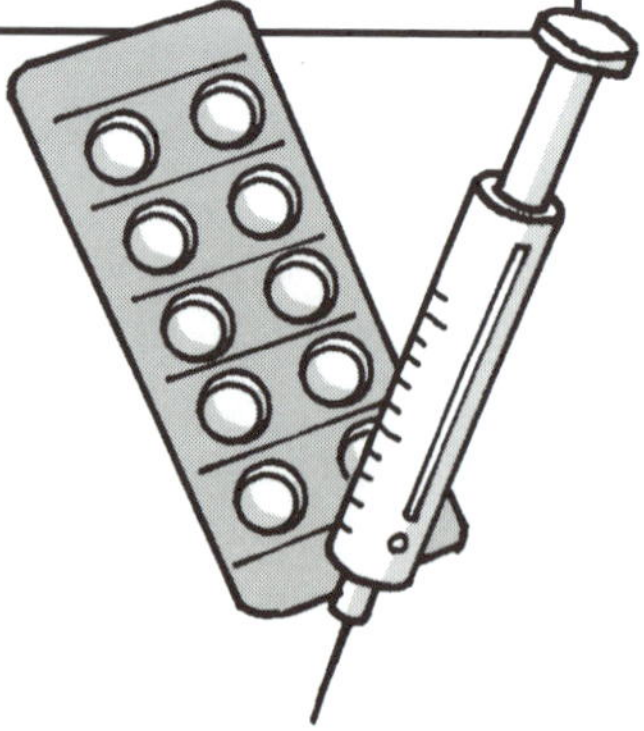

現在の状態

ホルモン療法が効いて、がんが小さくなってきているそうで、今は痛みもやわらいでいます。ホルモン療法が効かなくなっても、痛みをやわらげるための治療はあるそうなので、「そのときはそのとき」と、心配しすぎないように暮らしています。

1

PSA検査を受けて前立腺がんを見つけよう

前立腺がんは血液検査で早期発見が可能です。
注目すべきは、血液に含まれる「PSA」という物質の量。
前立腺がんが増え始める50代以降の男性は、
定期的にPSAの値を調べておくことがすすめられます。

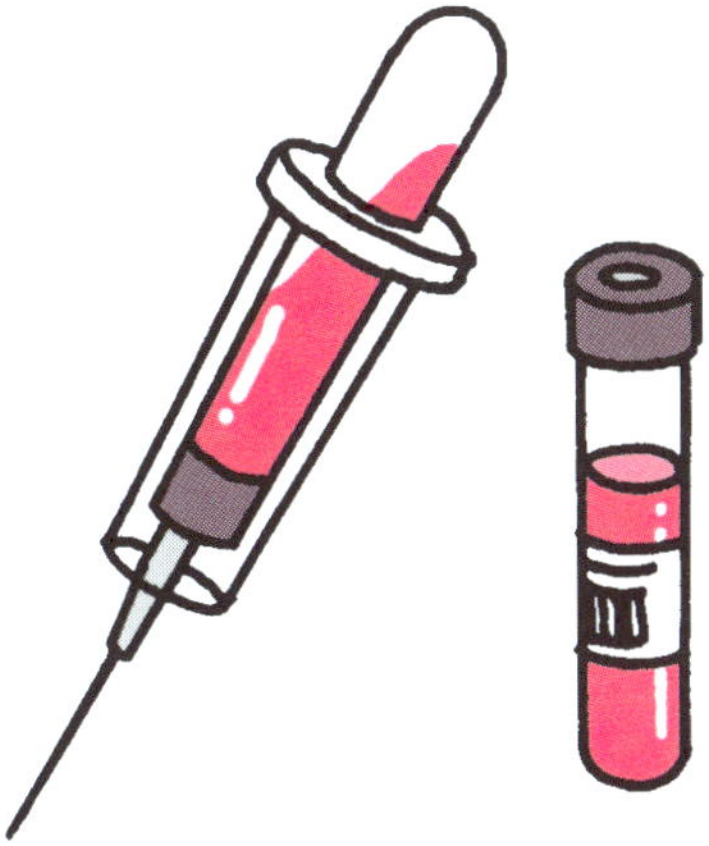

前立腺がんの実態

急増する前立腺がん。五〇歳を過ぎたら要注意

前立腺がんにかかる人が、近年、急増しています。患者さんの多くは七〇歳以上ですが、五〇歳を過ぎる頃から増え始めるので、五〇代、六〇代でも油断はできません。

いちばん多い男性のがん

国立がん研究センターが発表している「がん罹患数《りかんすう》予測」によると、前立腺がんは 2015 年以降、男性がかかるがんの第 1 位の座を占めています。

統計上、実際の罹患数は現時点より４～５年前のデータが公表されるため、数学的な方法で時間的なズレを補正し、現在の罹患数を予測している

▼がん罹患数予測（2016年）

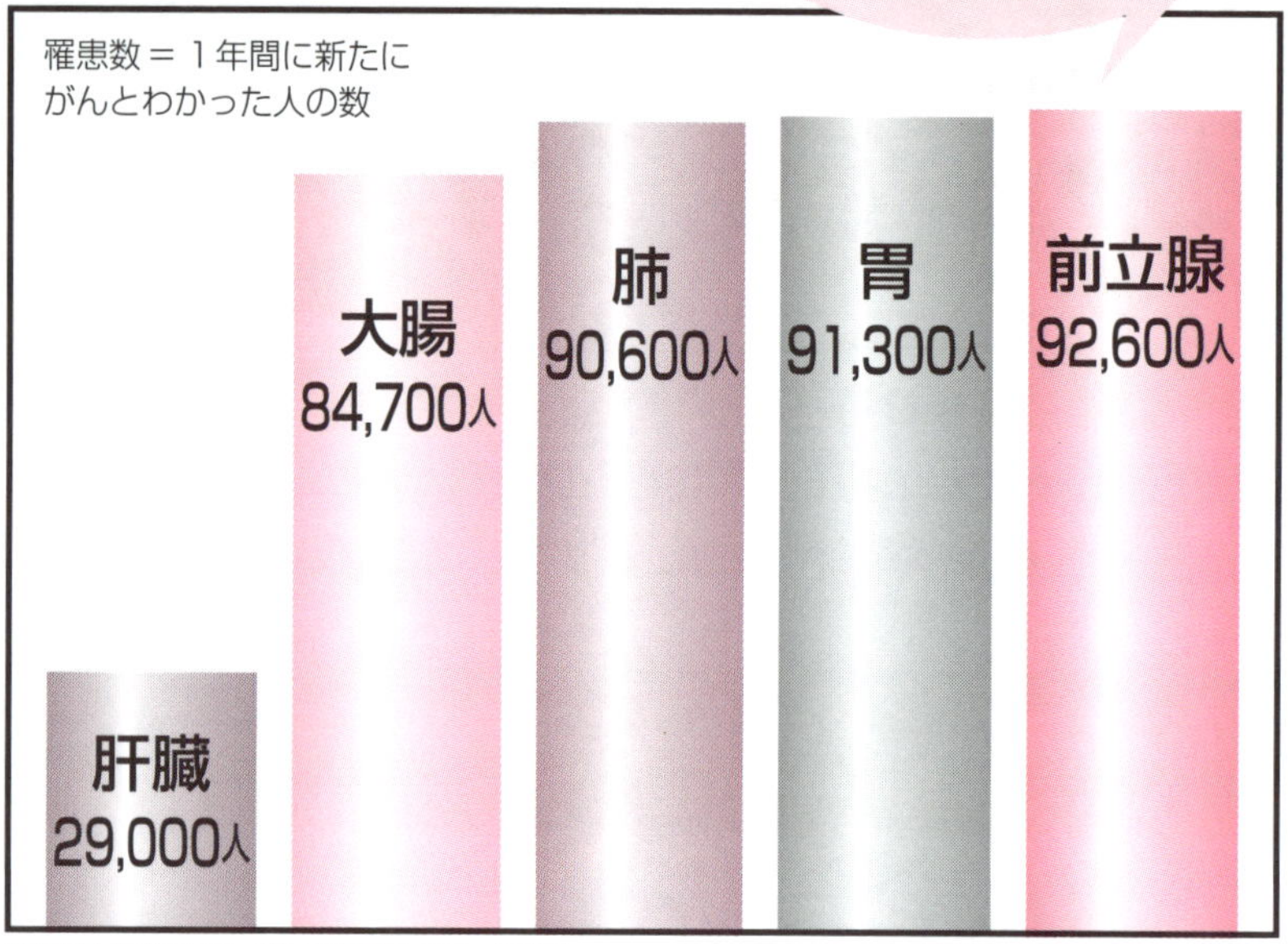

罹患数＝１年間に新たにがんとわかった人の数
肝臓
29,000人
大腸
84,700人
肺
90,600人
胃
91,300人
前立腺
92,600人

（国立がん研究センターがん対策情報センターによる）

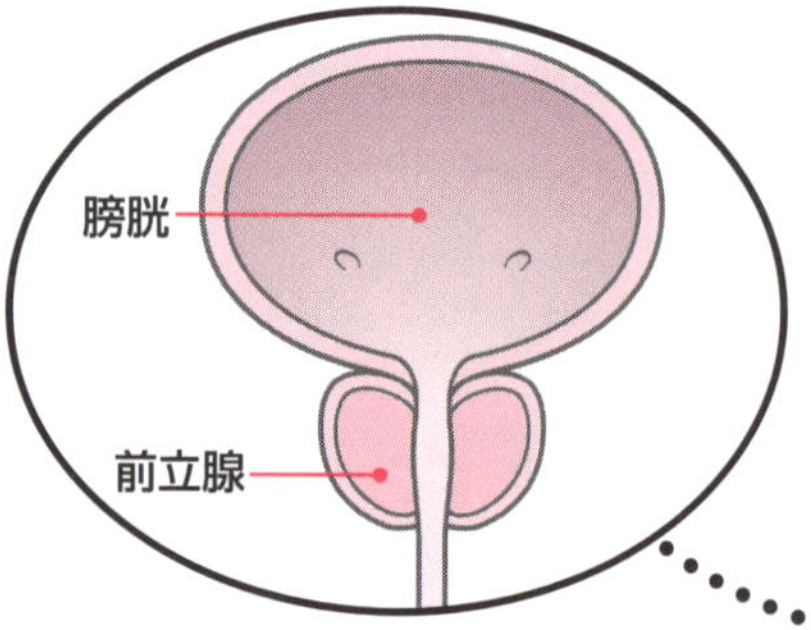

膀胱
前立腺

前立腺は、膀胱の出口付近にあるクルミ大の生殖器（→14 ページ）。成人男性の前立腺の重さは、通常10～15g程度

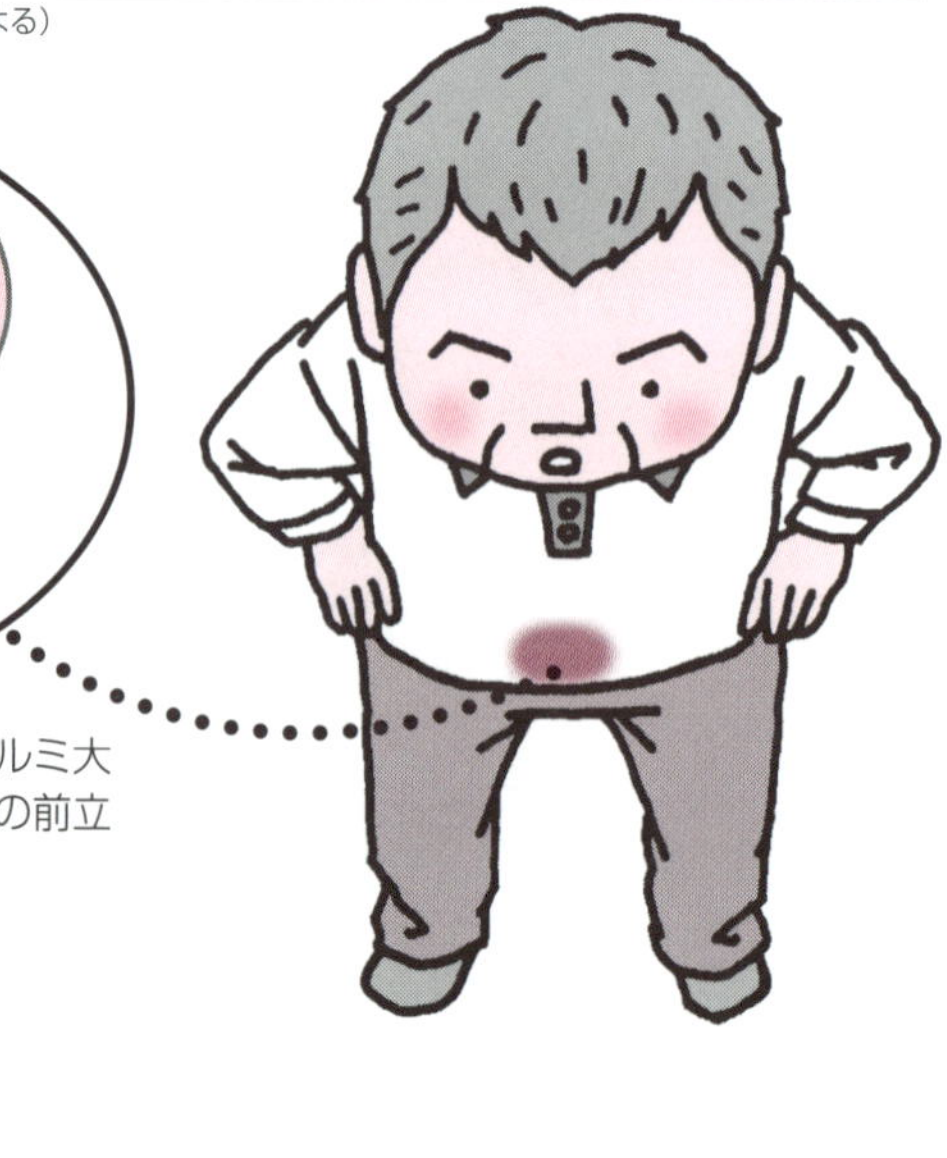

患者さんの3分の2は70歳以上

がんは一般に年齢が高くなるにつれて発生しやすくなりますが、前立腺がんはとりわけその傾向が強く、70歳以上の人が患者さん全体の3分の2程度を占めています。

70代での発症が最多

罹患数、罹患率ともに70代がいちばん多くなっていますが、80歳を超えてからがんが見つかる人も少なくありません。

▼年齢階級別前立腺がん罹患率の推移

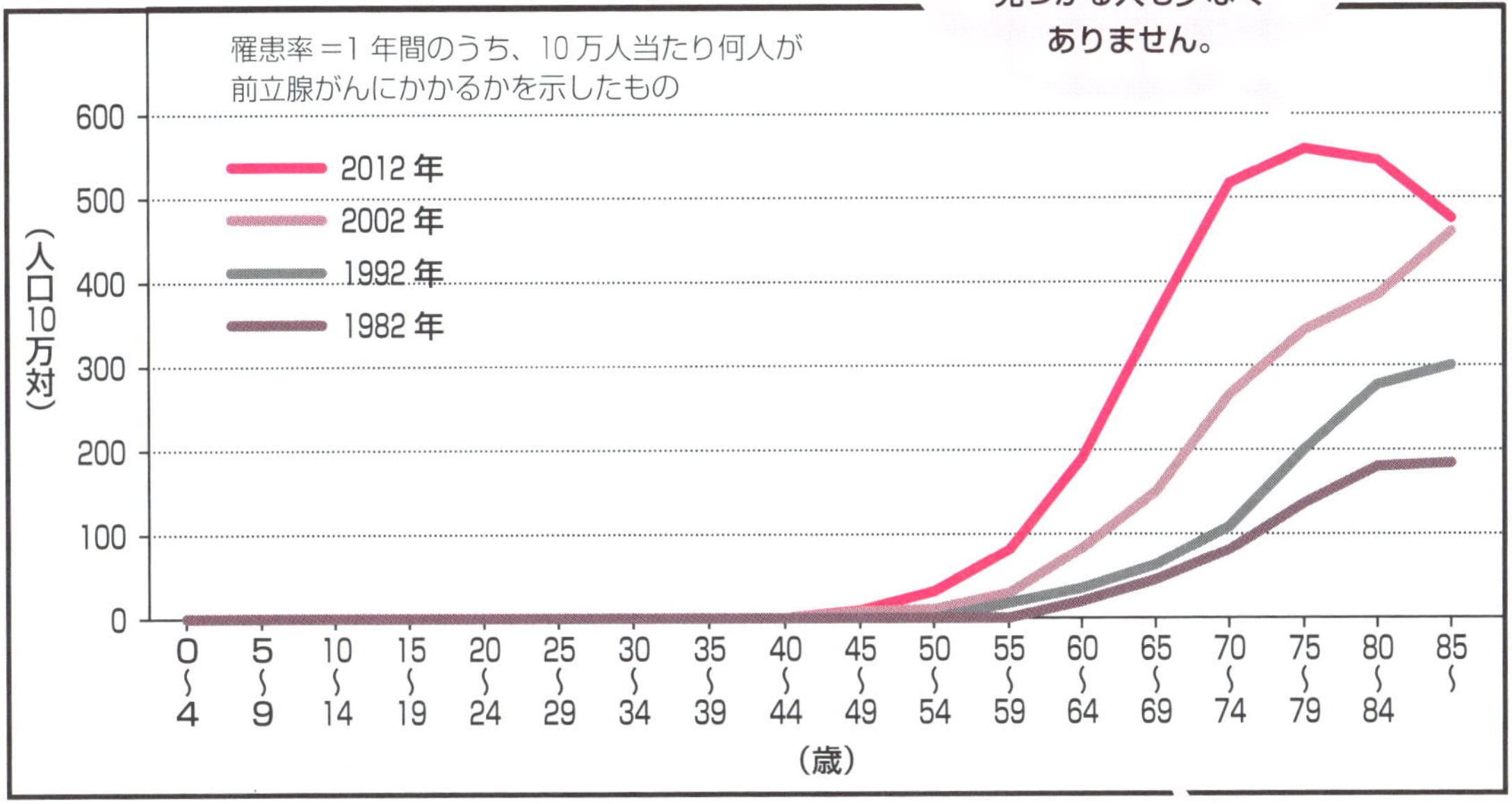

（がん情報サービス「がん登録・統計」グラフデータベースによる）

一〇人に一人は前立腺がんを経験する

かつては「日本人はかかりにくい」とされてきた前立腺がんですが、今や「日本人男性が最もかかりやすいがん」となっています。

生涯罹患率、すなわち一生のうち、いつか前立腺がんにかかる確率は九%とされていますから、一〇人に一人くらいは、前立腺がんを経験することになります。

四〇代まではほとんど心配ありませんが、五〇歳を過ぎたら要注意。検診の機会を積極的につくることがすすめられます。

全年齢層で増えている

患者さんの95%は60歳以上ですが、10年ごとの変化をみていくと全年齢層で前立腺がんにかかる人の割合が増えています。

排尿にも射精にもかかわる生殖器官

生殖にかかわる器官であることは知っていても、前立腺がどんな働きをしているのか、よくわからないという人も多いのでは？　いったい、どんな臓器なのでしょう？

機能が失われても命にはかかわらない

前立腺がんは、進行すれば前立腺の「働き」を阻害します。また、前立腺がんに対する治療が、前立腺の「働き」を損ねることもあります。しかし、前立腺が機能しなくなっても、命そのものにはかかわりません。ただ、生活に影響がないとはいえません。排尿のコントロールや、性機能に問題が生じることもあるからです。

前立腺が果たしている3つの役割

日頃、その存在が意識されることはほとんどないかもしれませんが、前立腺は大切な役割を果たしています。

精液の一部をつくる

前立腺から分泌される前立腺液は、精液の約30％を占める弱アルカリ性の液体。弱酸性の女性の生殖器内でも活動できるよう精子を守っています。

▼精液の成分

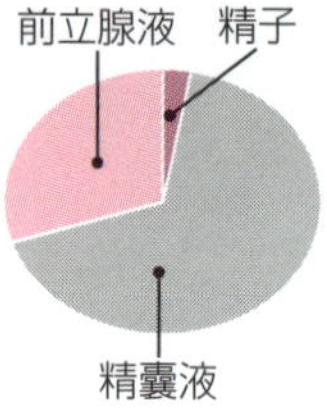
前立腺液
精子
精嚢液

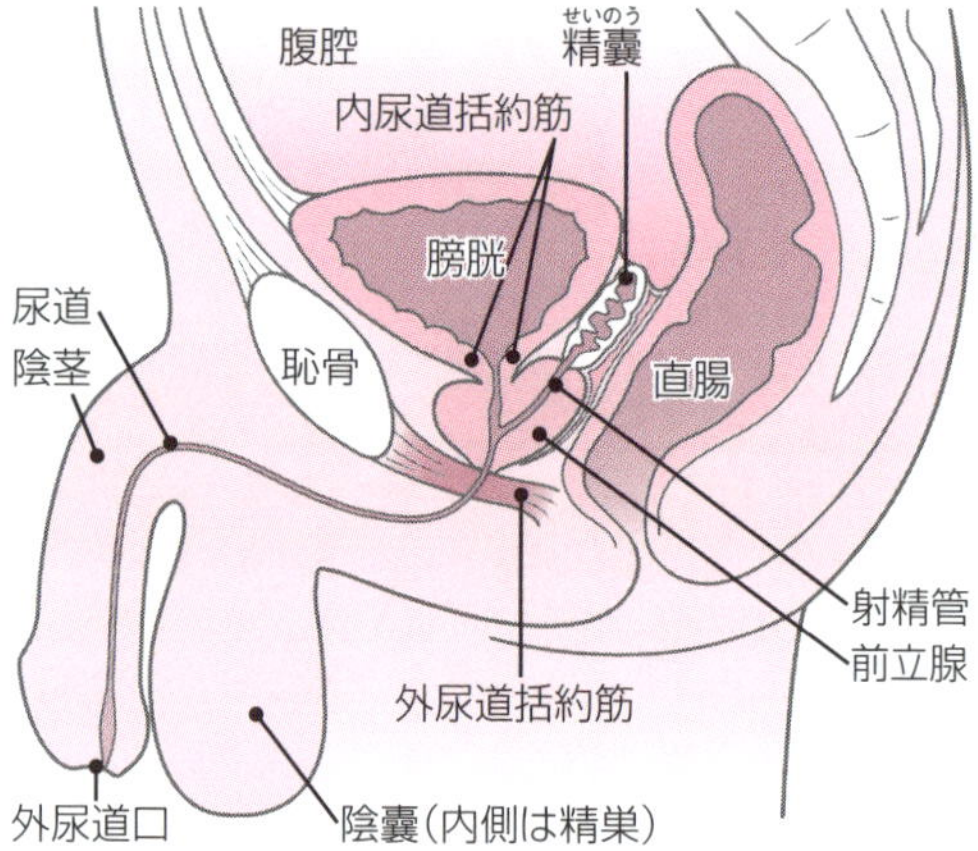
腹腔
精嚢《せいのう》
内尿道括約筋
膀胱
尿道
陰茎
恥骨
直腸
射精管
前立腺
外尿道括約筋
外尿道口
陰嚢（内側は精巣）

排尿・射精のコントロール

尿と精液の出口はひとつですが、同時に出てくることはありません。前立腺と膀胱が接する部分にある内尿道括約筋と、前立腺のすぐ下にある外尿道括約筋、そして前立腺そのものに存在する平滑筋によって、排尿と射精は巧みにコントロールされています。

「男性性」の象徴

前立腺は、思春期に増える男性ホルモンの影響を受けて成長し、働きだします。勃起や射精という男性ならではの現象に深くかかわっており、前立腺をはじめとする生殖器が正常に機能していることが、男性としての自信の支えになっている人も少なくありません。

排尿・射精の起こり方

前立腺やその周囲の筋肉の動きは、排尿時と射精時で異なります。

排尿のコントロール

「排尿」の前段階には、膀胱に尿をためる「蓄尿」があります。

●蓄尿時

内尿道括約筋も外尿道括約筋も、前立腺の平滑筋もすべて収縮し、膀胱から尿がもれないように尿道を締めている

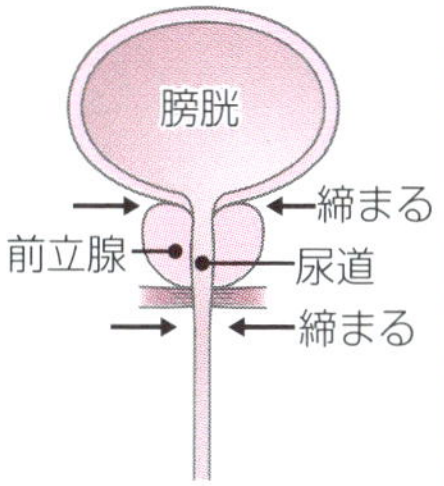

●排尿時

尿意が高まると、脳からの指令で内尿道括約筋や前立腺の平滑筋が弛緩し、尿道が開く。外尿道括約筋をゆるめると尿道がすべて開き、膀胱から尿が流れ出る

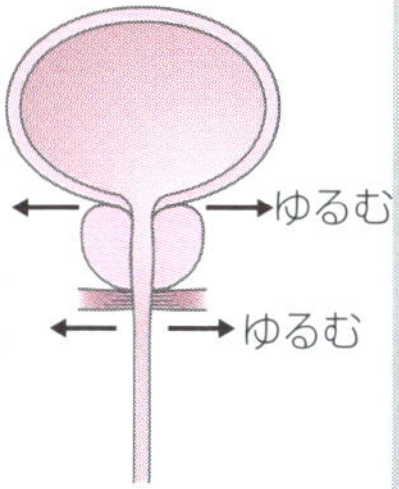

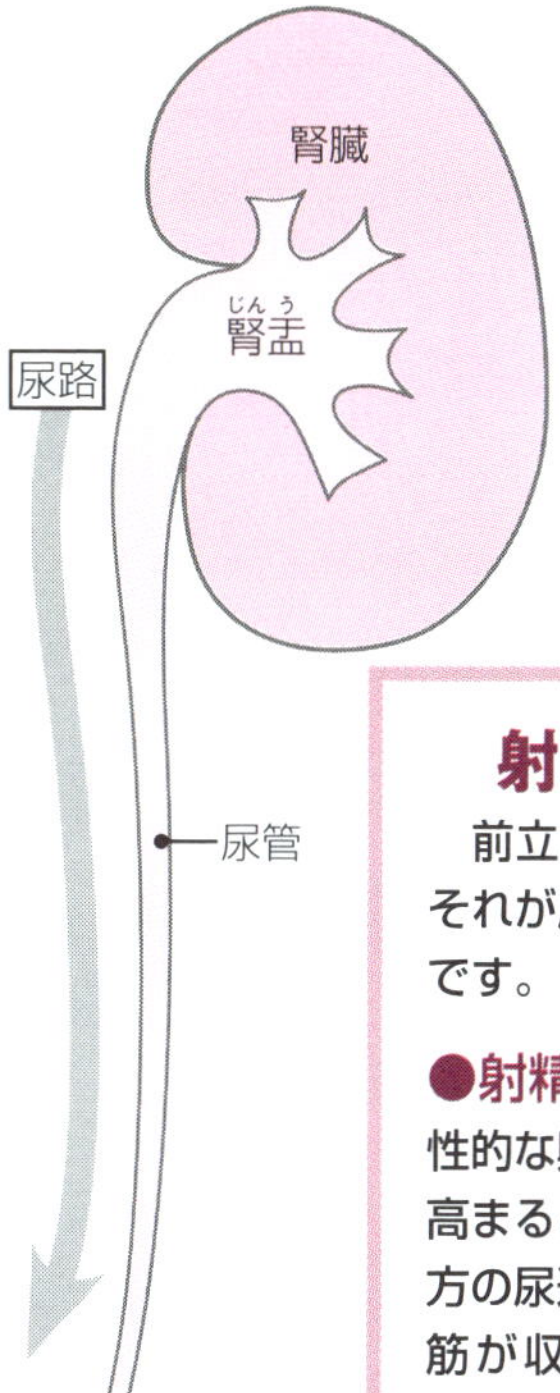

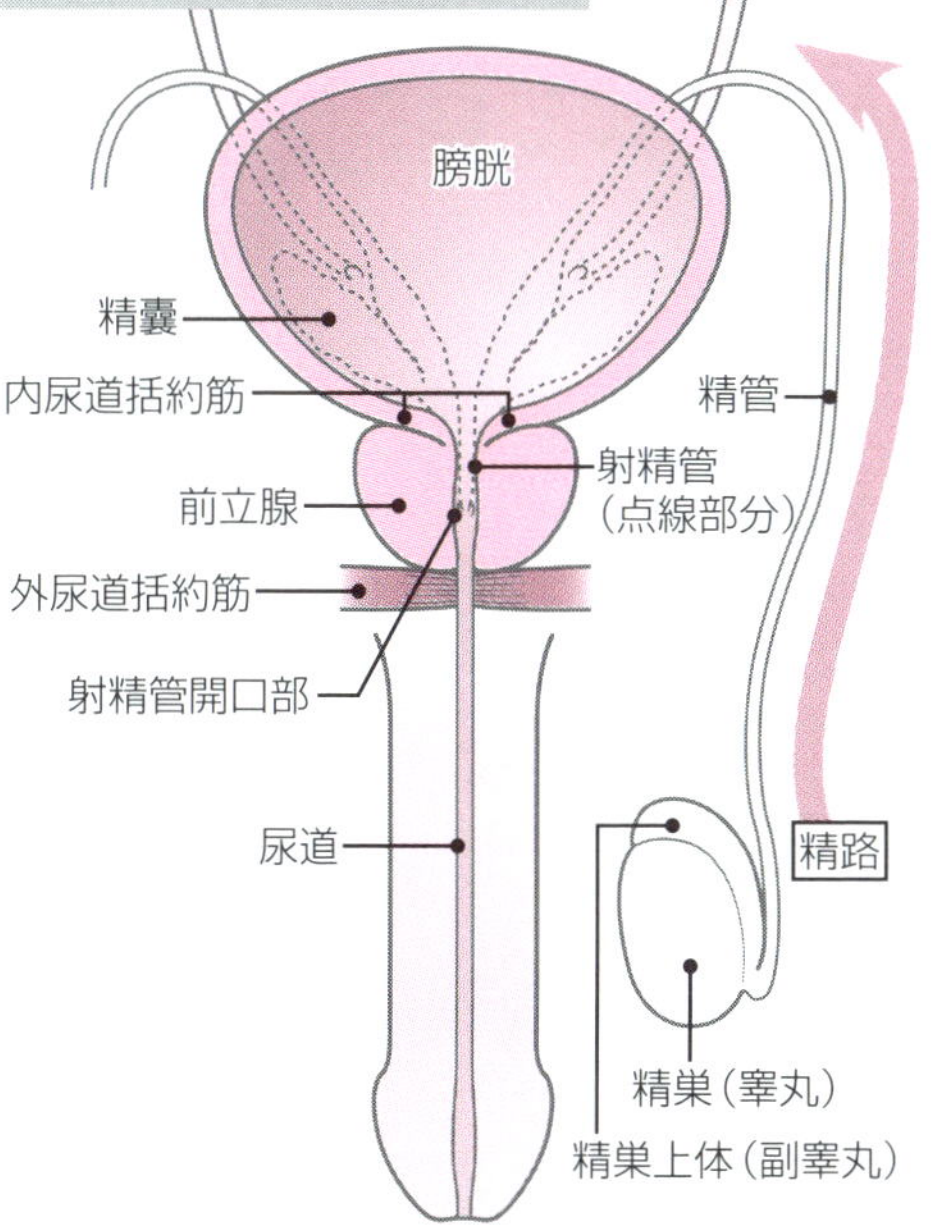

射精のコントロール

前立腺内の尿道に精液がたまり、それが尿道から放出されるのが射精です。

●射精前

性的な興奮が高まると、両方の尿道括約筋が収縮し、前立腺内の尿道に前立腺液がたまる。ここに精巣でつくられた精子が、精嚢が分泌する精嚢液とともに射精管開口部から流れ込んで精液となる

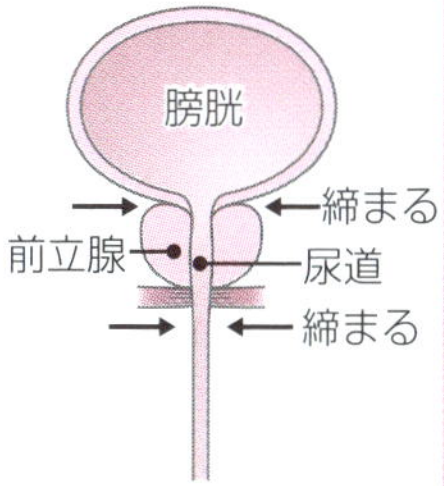

●射精時

さらに興奮が高まると、前立腺の平滑筋や尿道の筋肉などが収縮し、外尿道括約筋が開いて精液が放出される。内尿道括約筋は収縮したままなので、精液が膀胱に流れ込むことはない

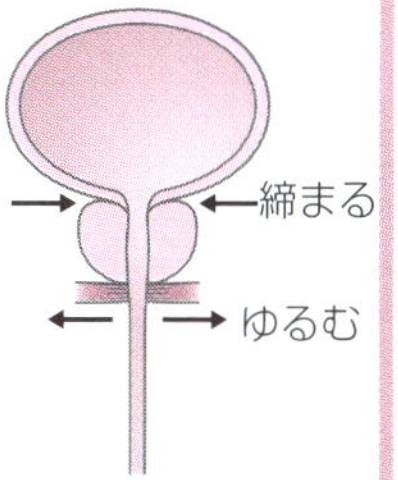

前立腺がん急増の原因

「加齢」だけでなく生活習慣の影響も？

もとは正常だった細胞が変異してがん細胞になり、増殖し続けていく病気が「がん」です。年をとれば細胞の変異は起こりやすくなりますが、ほかにも原因がありそうです。

前立腺がん急増のかげで起きていること

過去、長い間「前立腺がんは欧米人に多く、日本人には少ない」といわれていました。それがなぜ、近年になって急増しているのでしょう？

高齢人口が増えている

前立腺がんは高齢者に多くみられるがんです。日本では65歳以上の高齢者の人口が増えていることが、患者数を増加させる大きな要因になっています。

▼前立腺がん罹患数の年次推移

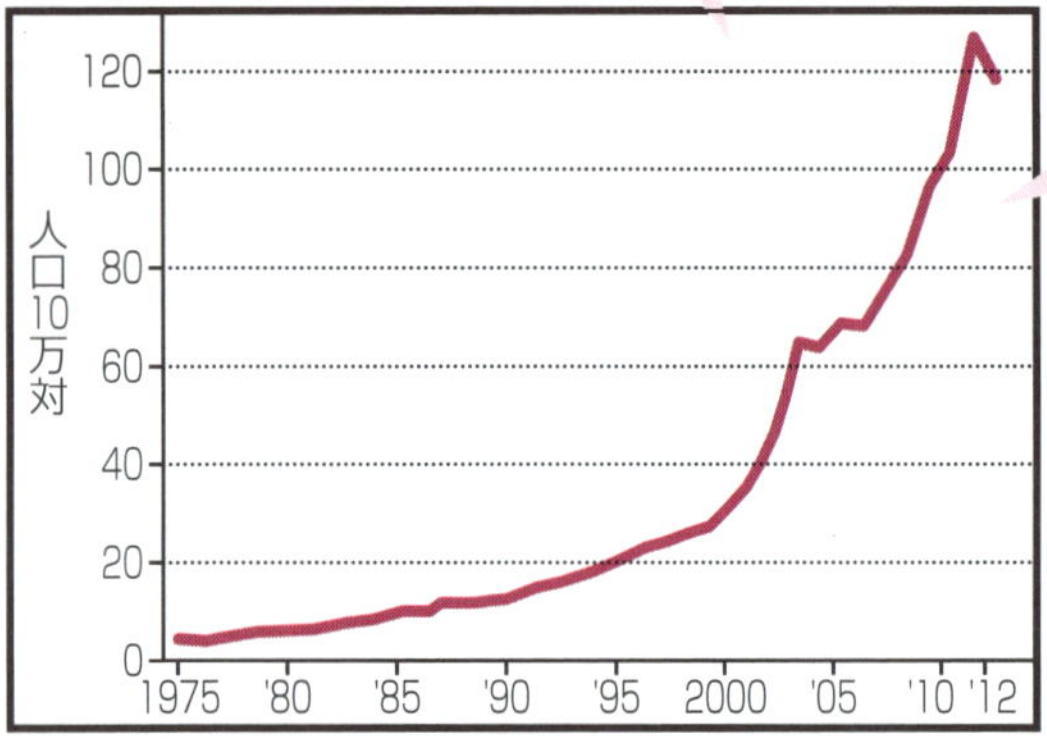

（国立がん研究センターがん対策情報センターによる）

PSA検査を受ける人が増えている

前立腺がんがあってもなにも症状はなく、自分が前立腺がんであることに気づかないまま亡くなる人は多くいます。ＰＳＡ検査を受ける人が増えたことで、「見つかるがん」が増えたという面もあります。

生活習慣の影響か？

全年齢を通じて、年々、前立腺がんにかかる人が増えています（→13ページ）。その背景には、長年にわたる生活習慣の影響があると考えられています。

食生活の欧米化が前立腺がん増加の一因に

超高齢社会の日本で、高齢者に多くみられる前立腺がんが多いのは当然といえば当然です。しかし、近年の急増ぶりは、社会の高齢化というだけでは説明がつきません。なにか、ほかにも理由があるのではないかと考えられています。

有力な原因のひとつと考えられているのは生活習慣、とりわけ食生活の変化です。今、前立腺がんにかかりやすい年齢に達している人は、若い頃から動物性脂肪の多い、いわゆる欧米型の食事をとってきた世代でもあります。生活習慣の欧米化が、前立腺がんの増加を後押ししているともいえます。

前立腺がんをまねく要因

前立腺がんを引き起こしやすくする危険因子として、いくつかの要因が挙げられていますが、推測の域を出ないものもあります。いずれにしろ「これが前立腺がんの原因」といえるものはありません。がんは、いくつかの要因が重なって発生するものだからです。

遺伝的な要因

父親、兄弟など、身近な血縁者に前立腺がんになった人が1人でもいれば、前立腺がんになる危険性は2〜3倍になるとされています。

食生活

動物性脂肪たっぷりの食事が前立腺がんをまねきやすくすることは、さまざまな研究で示されています。食べすぎ、運動不足などによって起きる肥満が、悪性度の高い前立腺がんを増やすという報告もあります。

性感染症

艶福家《えんぷくか》ほど前立腺がんになりやすいといわれますが、これはあくまでも俗説です。性交渉によって病原菌やウイルスが入り込むことで、前立腺がんになるという仮説もありますが、確かなことはわかっていません。

喫煙の習慣

最近の研究では、喫煙本数が多い人や喫煙年数が長い人は、前立腺がんにかかりやすくなることが示されています。

頭髪が少ない人は前立腺がんになりやすい!?

前立腺が機能するために必要な男性ホルモンには、がん細胞を成長させてしまう面もあります。

男性ホルモンの影響で起きる変化といえば、男性型脱毛症もそのひとつです。そこで、髪の量と前立腺がんの関係を調べる研究などもおこなわれていますが、はっきりしたことはわかっていません。頭髪が少ないから危険とも、ふさふさだから安心ともいえないのです。

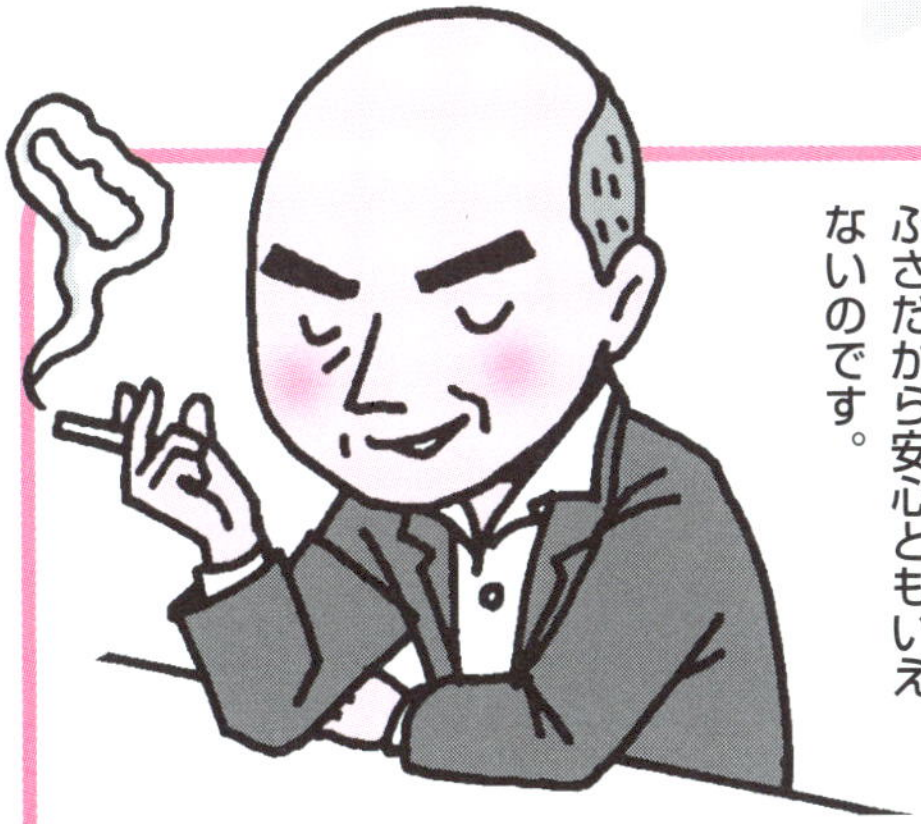

髪の量より喫煙習慣のほうが問題

前立腺がんの特徴

多くはゆっくり進行。でも油断はできない

「前立腺がんは進行が遅い」という話を見聞きしている人も多いのでは？
しかし、前立腺がんによって命を落とす人もいます。「進行が遅いから心配のない病気」とはいえません。

すべてが「ゆっくり」なわけではない

命にかかわるような広がり方をするのは、一部の前立腺がんです。がんが見つかった場合には、広がる危険性が高いかどうか確かめながら、適切に対処していく必要があります。

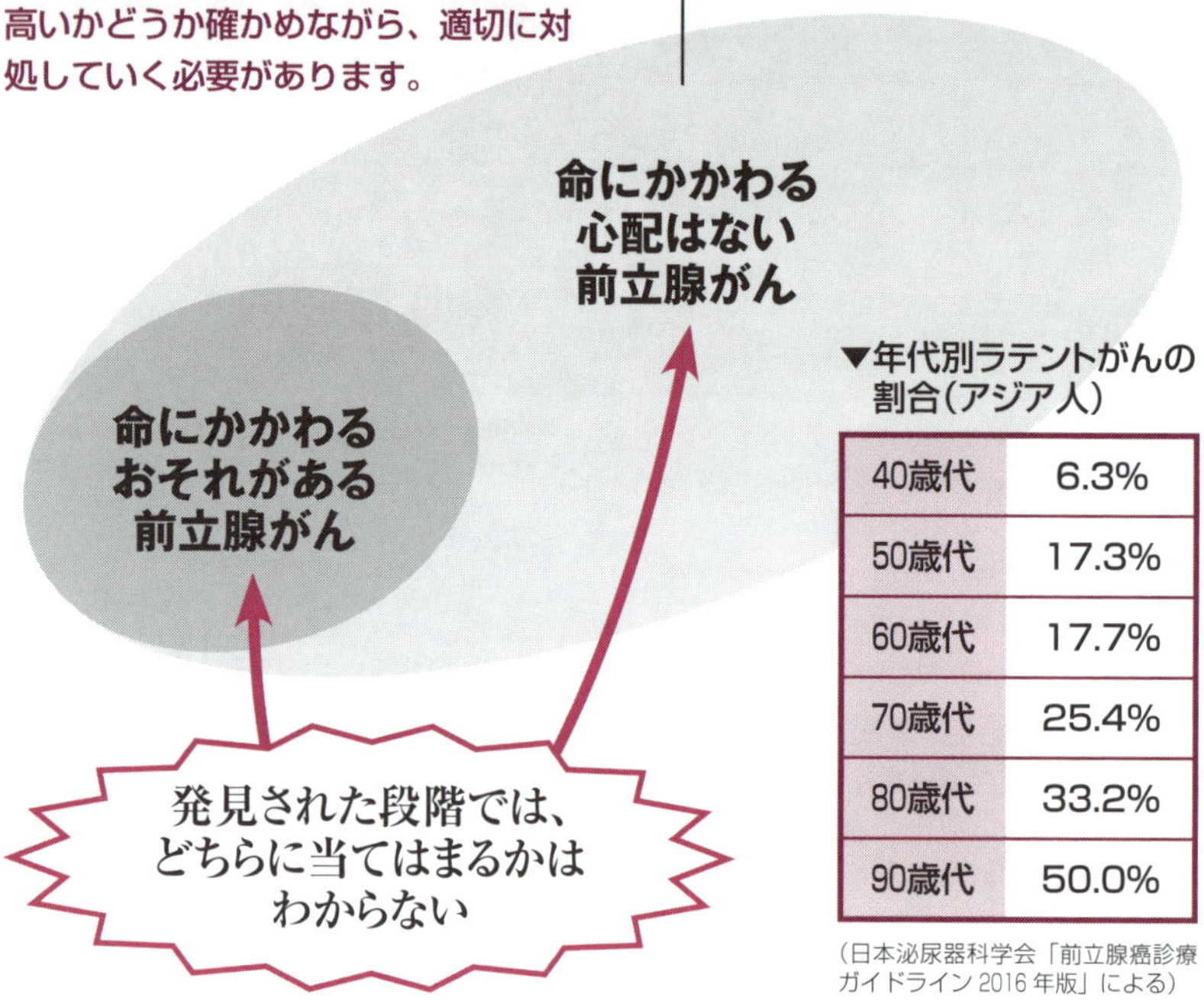

別の原因で亡くなった人を病理解剖した結果、初めて存在が明らかになったがんを「剖検がん（ラテント※がん）」という
※ latent：隠れている、見えないという意味
命にかかわる心配はない前立腺がん
命にかかわるおそれがある前立腺がん
発見された段階では、どちらに当てはまるかはわからない

▼年代別ラテントがんの割合（アジア人）

40歳代	6.3%
50歳代	17.3%
60歳代	17.7%
70歳代	25.4%
80歳代	33.2%
90歳代	50.0%

（日本泌尿器科学会「前立腺癌診療ガイドライン 2016 年版」による）

がんが広がれば命にかかわることになる

前立腺がんのすべてがゆっくり進行するのなら、大半の人は前立腺がんが広がる前に寿命が尽きてしまうでしょう。亡くなったあと初めてその存在がわかるような進行の遅いがんが、たまたま生前に見つかった場合、治療しなくても命に別状はありません。

しかし、現実には前立腺がんが骨やその他の臓器に転移した末に、亡くなる人もいます（→28ページ）。発見されたがんがどのように進行していくのか、おおよその見当はついていても正確にわかるわけではありません。「進行が遅いから」と油断せず、適切に対処していく必要があります。

進行すれば症状が現れる

前立腺がんで症状が現れるのは、一般的には、ある程度進行してからです。

ただ、排尿のトラブルはがん以外の原因でもしばしば生じます。症状があるからといって、前立腺がんが進行しているとはかぎりません。

●前立腺がんができやすいところ

前立腺がんは辺縁域に発生することが多い。排尿障害をまねきやすい前立腺肥大症（→38ページ）は、尿道周囲の移行域が肥大していく

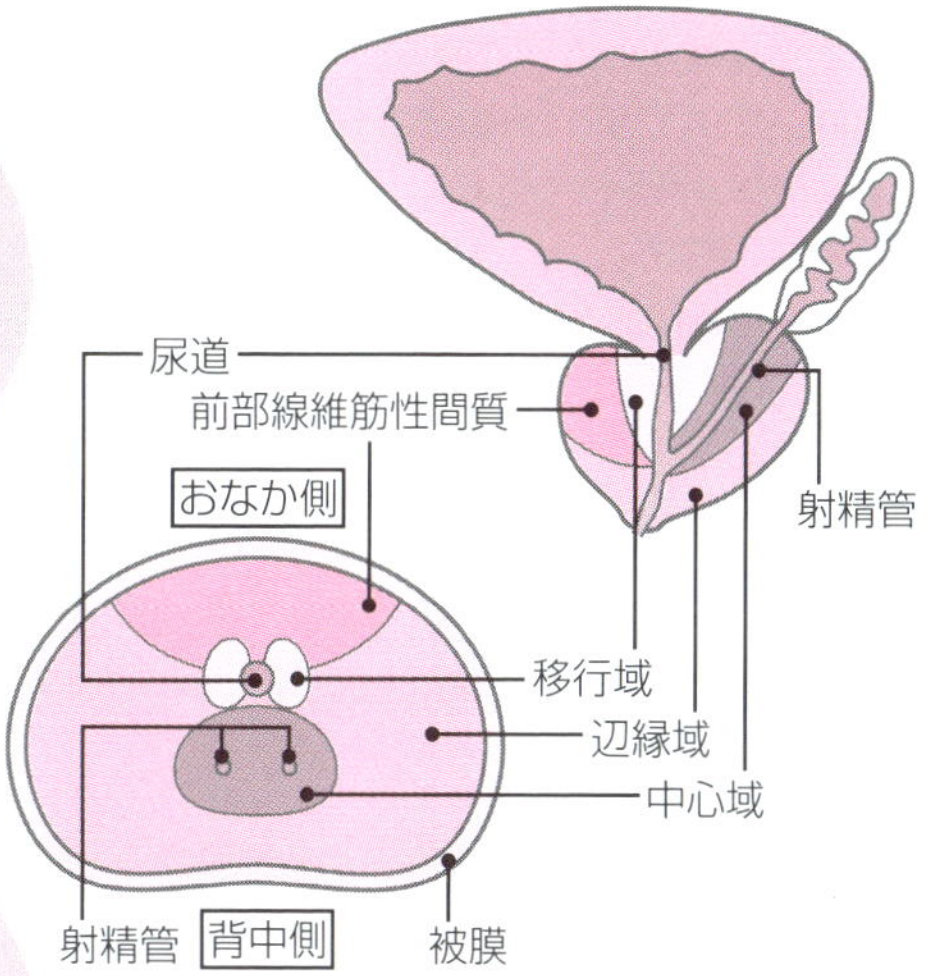

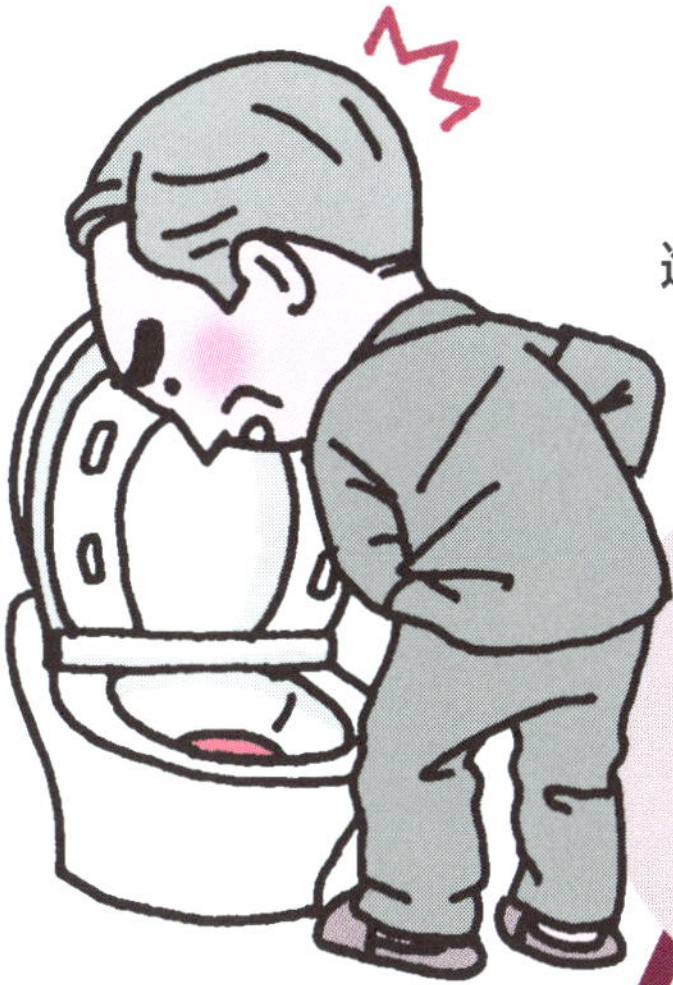

無症状

前立腺にできたがんが小さなうちは、排尿や射精にもとくに問題は起きず、自覚症状はほとんどない

進むと……

排尿トラブル

がんが大きくなってくると尿道を圧迫し、尿が出にくくなったり、頻尿になったりすることもある。血尿がみられたり、精液に血が混じったりするようになることもある

さらに
進むと……

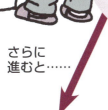

骨《こつ》転移の痛み

前立腺のがんが骨に転移し、激しい痛みを引き起こすことがある

●前立腺がんが転移しやすいところ

極度に進行していけば、がん細胞がリンパ液や血液の流れに乗って広がり、ほかの臓器に病巣をつくることもある

骨
前立腺周囲の骨盤や、背骨など

リンパ節
前立腺周囲のリンパ節

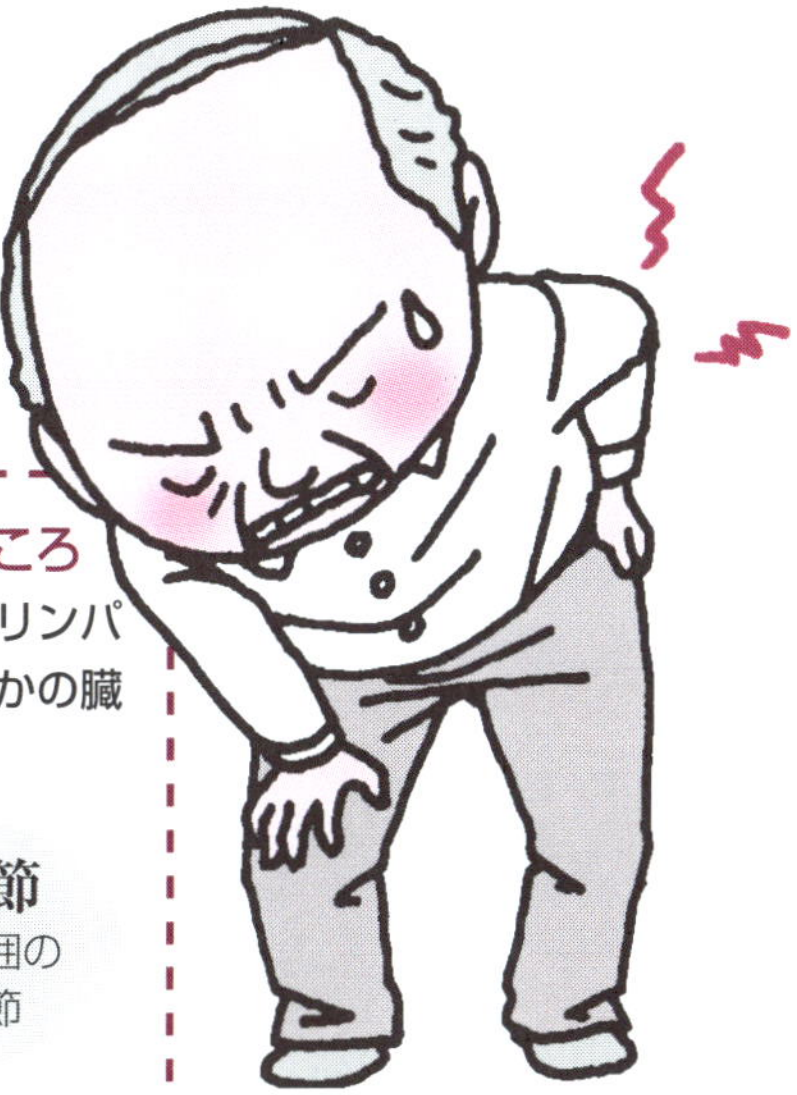

発見のきっかけ

「検診不要論」は鵜呑みにしないほうがいい

がん検診は不要という説が声高に唱えられたりもします。しかし、前立腺がんで命を脅かされないためには、「ＰＳＡ検査」を受けて早期発見を心がけるほうがよいでしょう。

血液検査で早期発見が可能な唯一の固形がん

前立腺がんの検診については、命にかかわらないがんを見つけ、治療することの問題も指摘されています。しかし、検診の普及によって前立腺がんの死亡率が低下することは、数々のデータから明確に証明されています。早期に発見することで治療の選択肢は広がり、それぞれの状態に合った対応を取りやすくなります。

血液を調べるだけで早期発見が可能なのは、血液のがん以外の固形がんでは前立腺がんだけです。前立腺がんが急増し始める五〇歳を過ぎたら、前立腺がんが疑われる変化はないか、血液を調べておくことがすすめられます。

症状より早く現れる血液の異常

前立腺がんは、早期の段階ではこれといった症状は現れないのが普通です。しかし、症状がない段階でも、血液には前立腺の異常を示すサインが現れます。

1mℓ の血液で調べられるＰＳＡ検査を、積極的に活用しましょう（→ 22 ページ）。

▼進行度の比較

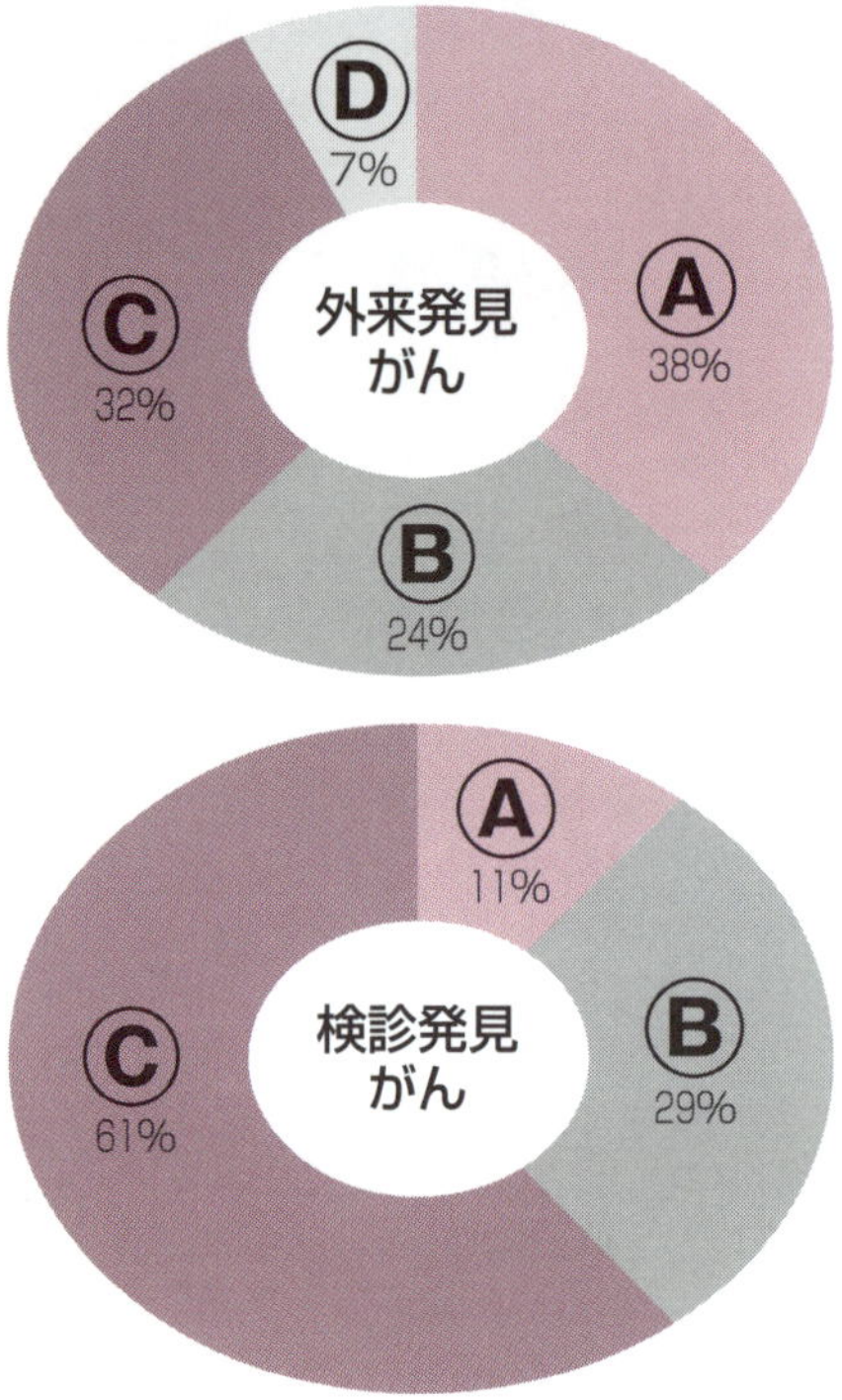

外来発見がん
Ⓐ 38%
Ⓑ 24%
Ⓒ 32%
Ⓓ 7%
検診発見がん
Ⓐ 11%
Ⓑ 29%
Ⓒ 61%

(伊藤一人ほか:泌尿器外科 13:997−1001､2000 による)

Ⓐ 転移がん：前立腺のがんが骨やほかの臓器に転移している

Ⓑ 局所進行がん：前立腺を覆う被膜にまで、がんが広がっている

Ⓒ 限局がん：がんが前立腺内にとどまっている

Ⓓ 偶発がん：ほかの病気の治療の際に、たまたま見つかったがん

「よくある説」の本当のところ

「わざわざ検診を受けなくても……」と考える人も少なくないようです。しかし、本当にそれでよいのでしょうか？

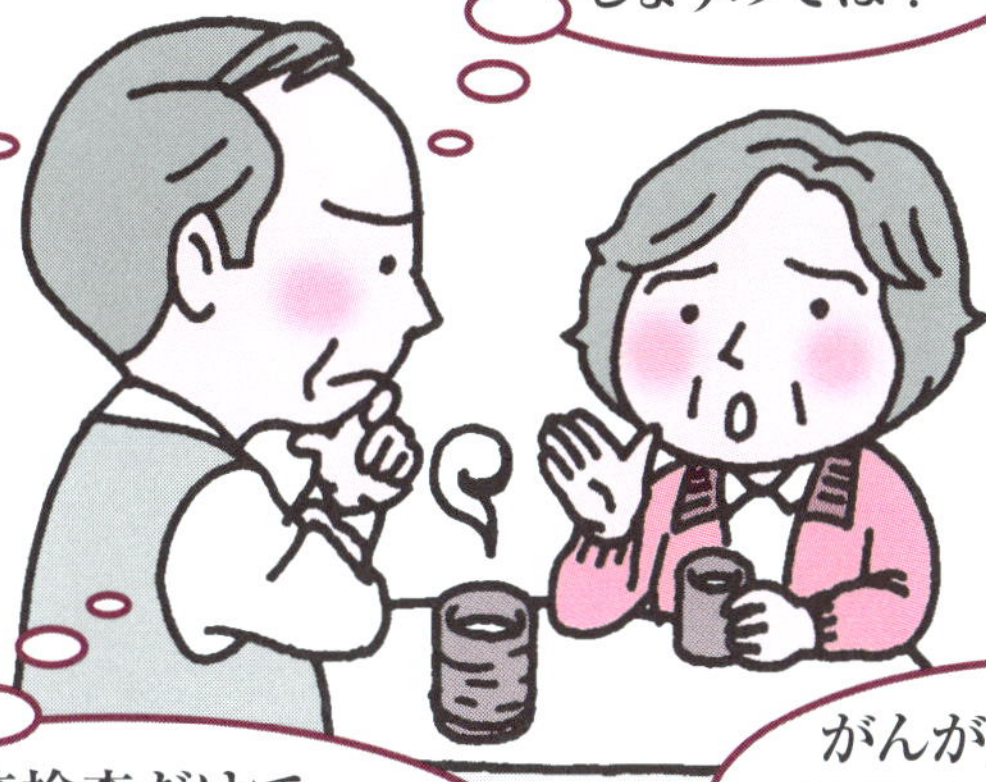

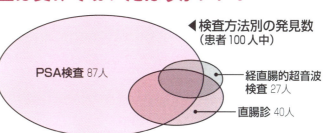

症状が現れてからでも遅くない

⇒どの段階で見つかっても、なんらかの対応は可能ですが、治療がむずかしくなっていくのもまた事実です。

治療の必要のないがんが見つかってしまうのでは？

⇒たしかに、命にかかわる心配のないがんも見つかりやすくなります。しかし、それは結果論です。がんの状態を見守ることで、不要な治療を避けることは可能です。

血液検査だけで、すべてのがんは見つけられないから、受けてもムダ

⇒血液を調べるだけのPSA検査で、前立腺がんの8割以上は見つけられます。しかも、ごく早期のがんを見つけやすくなります。ムダにはなりません。

がんが見つかっても、治療がかえって寿命を縮めてしまうのでは？

⇒非常に高齢で、体調もすぐれないなどという場合、たしかにその懸念はあります（→26ページ）。年齢、体調などをみながら、適切な対応を考えていく必要はあります。

結論 PSA検査は受けておいたほうがいい！

現在、「前立腺がん検診」として実施されている検査方法のほとんどはPSA検査です。手軽で精度の高い検査法ですから、「まだまだ元気！」という自覚があれば、前立腺がん検診を受ける意義は大きいといえます。

◀検査方法別の発見数（患者100人中）

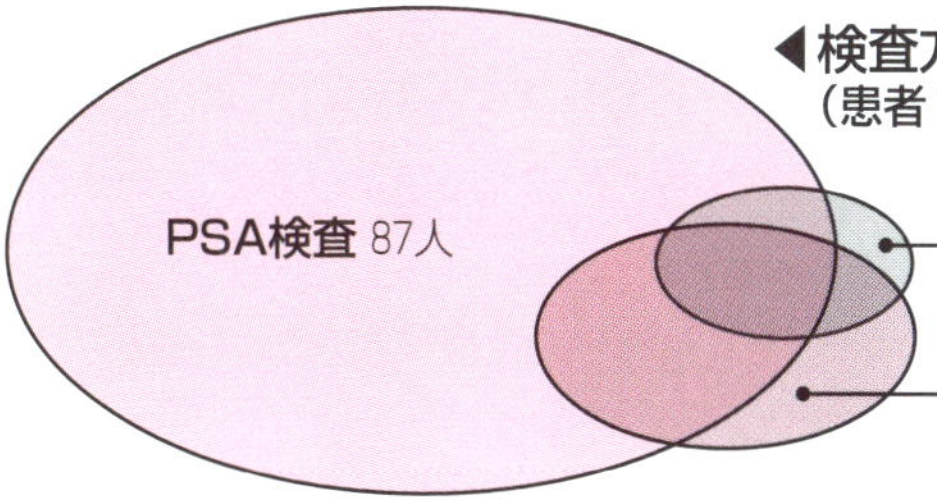
PSA検査 87人
経直腸的超音波検査 27人
直腸診 40人

（群馬大学データ：公益財団法人前立腺研究財団「PSA検診受診の手引き」による）

発見のための検査①

前立腺がんの早期発見は「PSA検査」で可能

前立腺がんの早期発見に役立つ「PSA」は、前立腺特有の酵素です。血液中のPSAの値が高いのは、前立腺に異常が起きているサイン。がんの可能性もあります。

前立腺の異常でPSAが増える

PSAは前立腺の細胞が分泌するタンパク質分解酵素で、通常、血液中に含まれる量はごくわずかです。

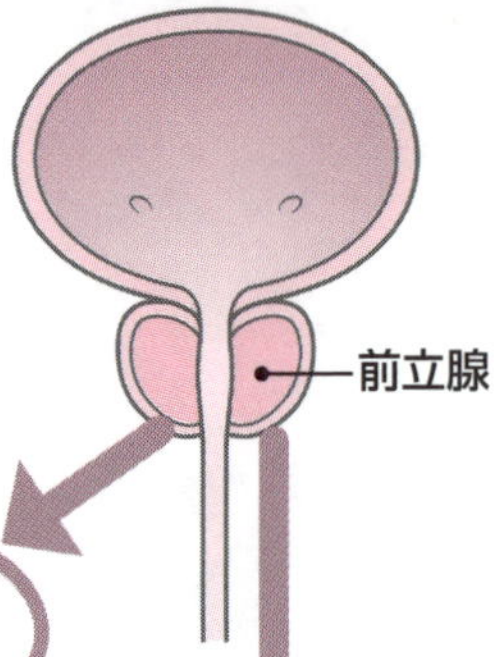

前立腺

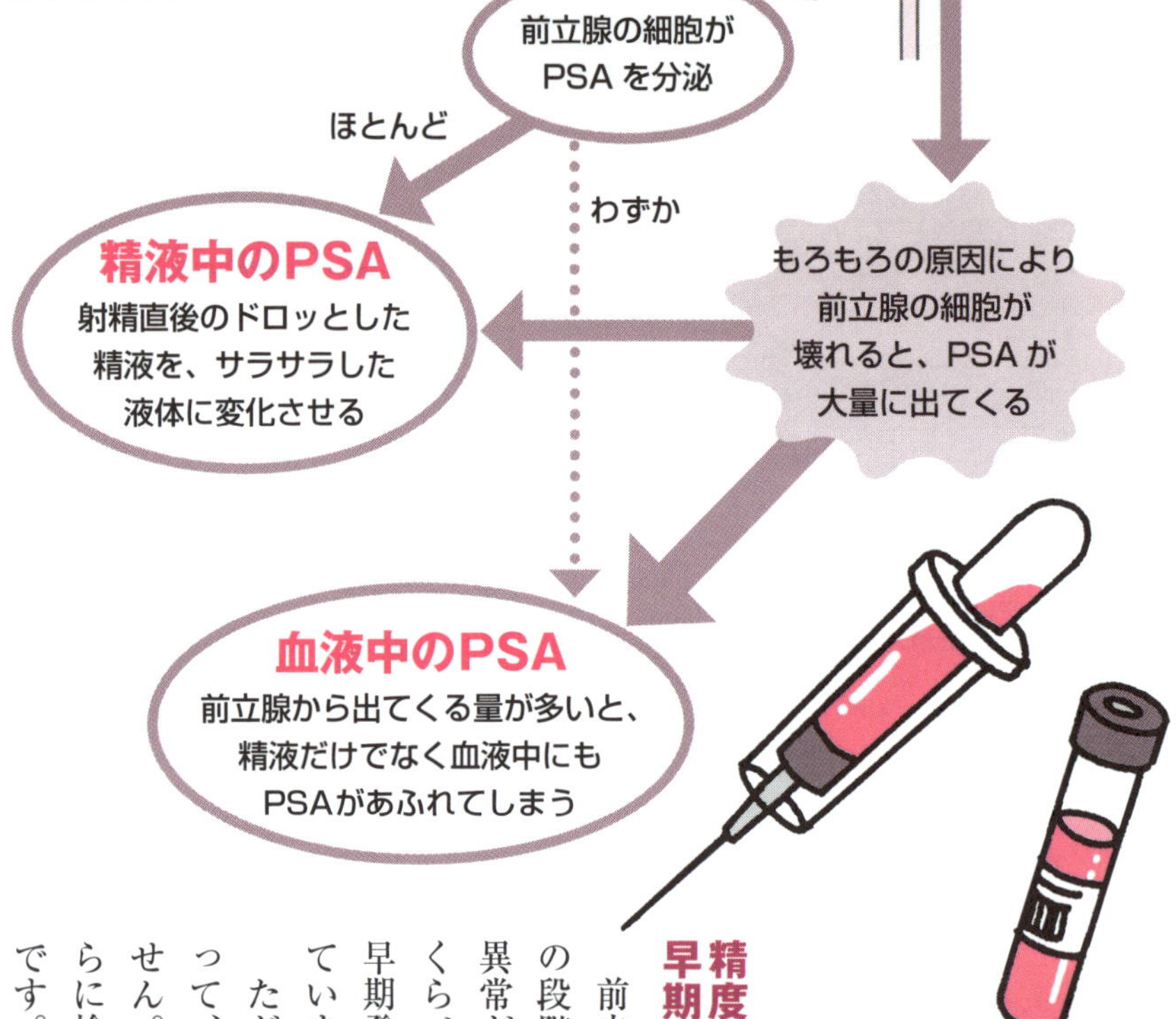

前立腺の細胞がPSAを分泌
ほとんど
わずか
精液中のPSA
射精直後のドロッとした精液を、サラサラした液体に変化させる
もろもろの原因により前立腺の細胞が壊れると、PSAが大量に出てくる
血液中のPSA
前立腺から出てくる量が多いと、精液だけでなく血液中にもPSAがあふれてしまう

1mℓの血液中に含まれるPSAの量がPSA値。単位はng/mℓ。ng（ナノグラム）は1億分の1g

精度が高いうえ、早期発見が可能

前立腺がんがあれば、ごく早期の段階でも八割以上がPSA値に異常が現れます。ほかの検査法にくらべ精度が高く、前立腺がんの早期発見に欠かせない検査となっています。

ただ、PSA値が高いからといって、必ずしもがんとはかぎりません。PSA値を手がかりに、さらに検査を進めていくことが必要です。

高値になるほどがんの可能性も高い

PSA 値が高くなるほど、前立腺がんがある確率は高くなります。さらに詳しい検査を受けることが必要です（→ 24 ページ）。

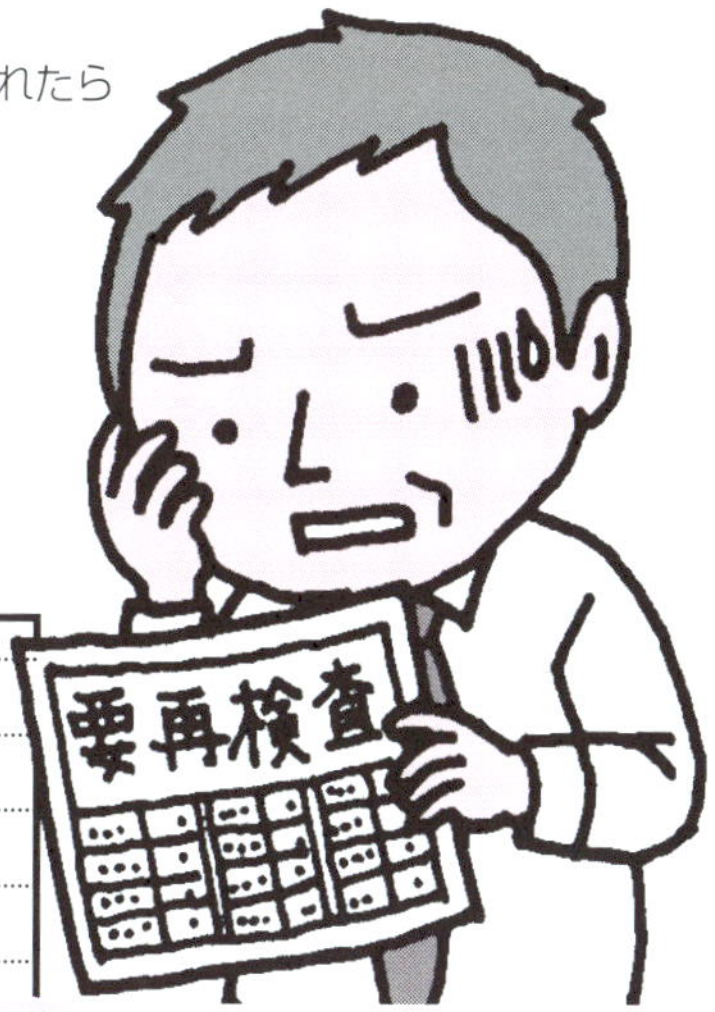
要再検査

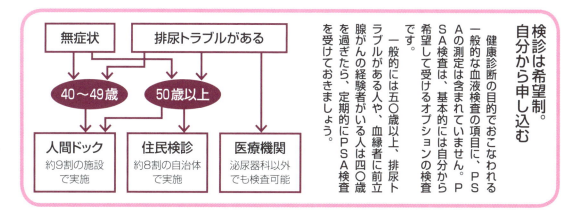

再検査を指示されたら必ず受けておく

▼ PSA値と前立腺がん発見率

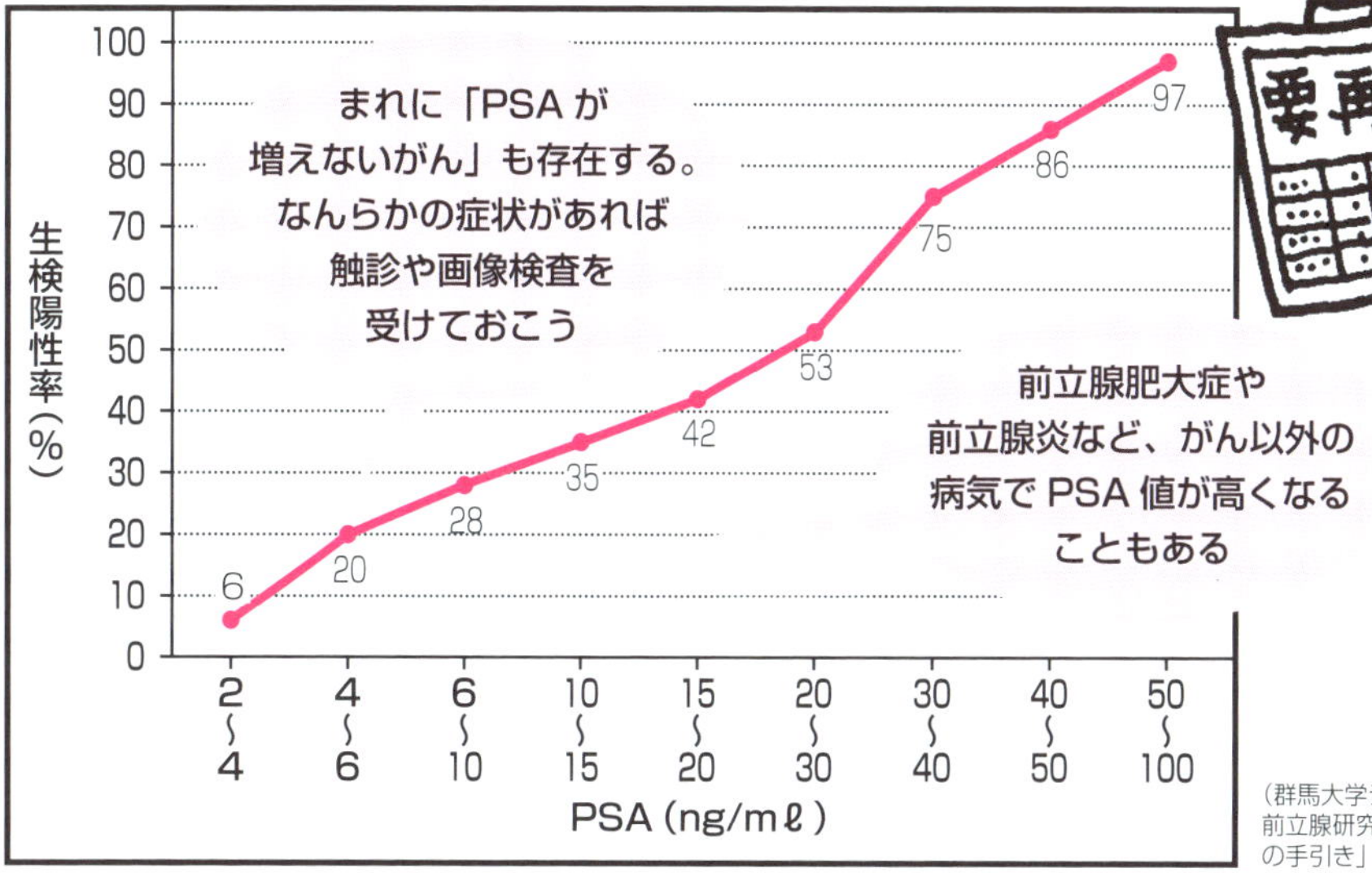
生検陽性率（%）
100
90
80
70
60
50
40
30
20
10
0
6
20
28
35
42
53
75
86
97
2〜4
4〜6
6〜10
10〜15
15〜20
20〜30
30〜40
40〜50
50〜100
PSA（ng/mℓ）
まれに「PSA が増えないがん」も存在する。なんらかの症状があれば触診や画像検査を受けておこう
前立腺肥大症や前立腺炎など、がん以外の病気で PSA 値が高くなることもある

（群馬大学データ：公益財団法人前立腺研究財団「PSA 検診受診の手引き」による）

検診は希望制。自分から申し込む

健康診断の目的でおこなわれる一般的な血液検査の項目に、PSAの測定は含まれていません。PSA検査は、基本的には自分から希望して受けるオプションの検査です。

一般的には五〇歳以上、排尿トラブルがある人や、血縁者に前立腺がんの経験者がいる人は四〇歳を過ぎたら、定期的にPSA検査を受けておきましょう。

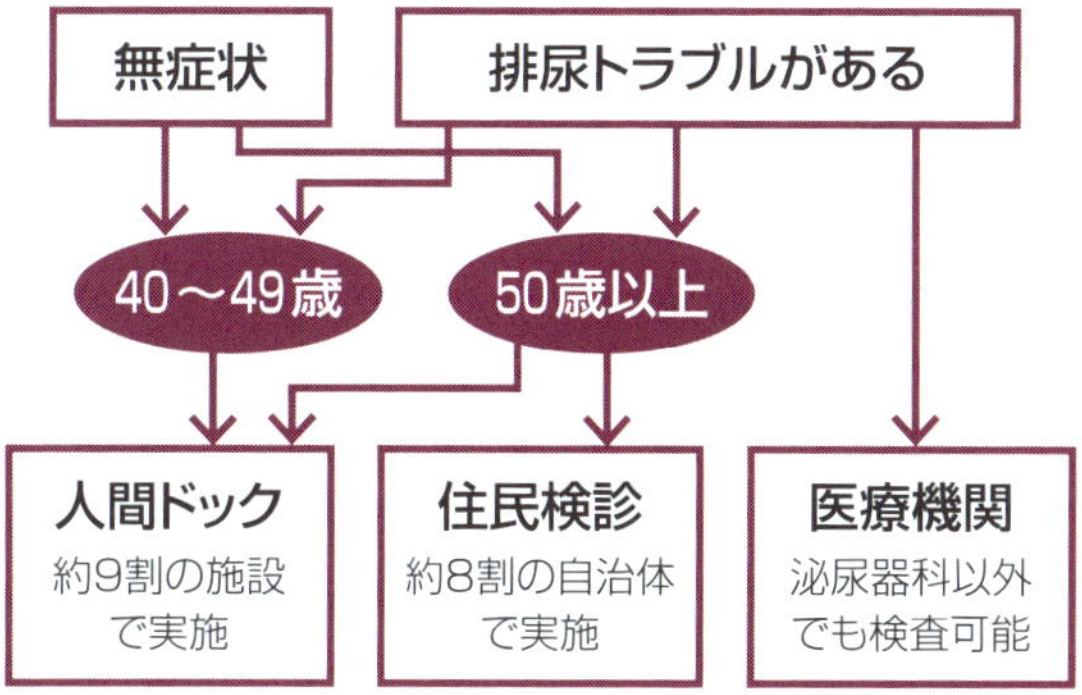
無症状
排尿トラブルがある
40〜49歳
50歳以上
人間ドック
約9割の施設で実施
住民検診
約8割の自治体で実施
医療機関
泌尿器科以外でも検査可能

発見のための検査②

PSA値が「三〜四」を超えたら二次検査を

PSA値が高いことがわかったら、泌尿器科の専門医のもとで二次検査を受けておきましょう。前立腺がんの疑いがあるか、しっかり調べてもらうことが大切です。

PSA検査後の流れ

PSAの基準値は一般的には「4」、年齢によっては「3」または「3.5」とされています。基準値を超えていたら、さらに詳しい検査が必要です。

基準値以内だったからといって、この先ずっとがんの心配はないとはいえません。定期的にPSA検査を受けておきましょう。

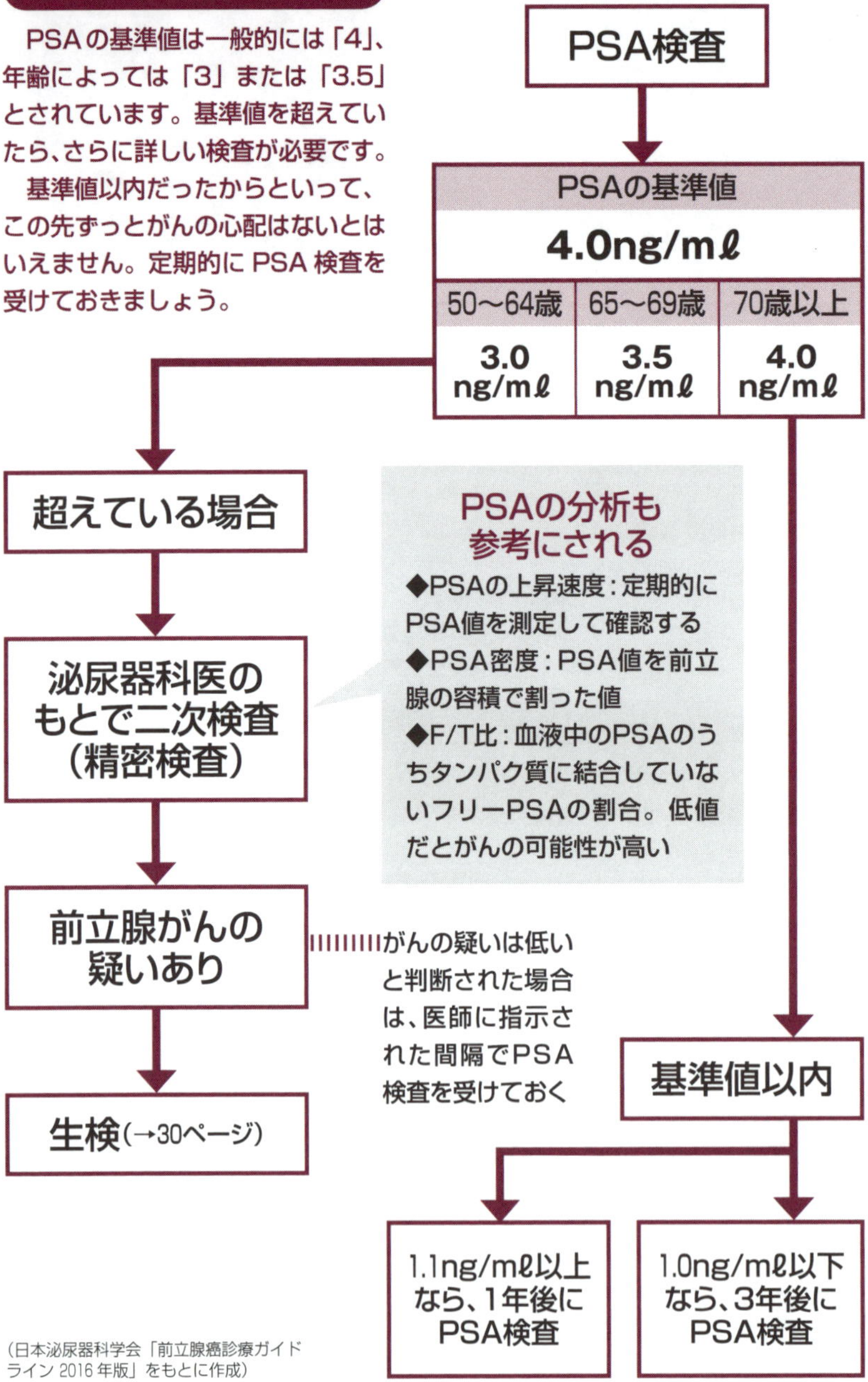

（日本泌尿器科学会「前立腺癌診療ガイドライン 2016年版」をもとに作成）

一〇以下はグレーゾーン。様子をみながら対応する

前立腺がんかどうか診断するには、最終的には前立腺の組織を採取して調べる生検が必要です。しかし、ＰＳＡが基準値を超えているからといって、すぐさま生検がおこなわれるわけではありません。基準値を超えていても一〇以下の場合は、一般にグレーゾーンといわれます。グレーゾーンの人すべてに生検をした場合、七～八割はがんが見つからず、結果的に多くの人にとって不要な検査となってしまいます。

生検に進む前に、本当にその必要があるかどうか、二次検査で調べてもらいましょう。

二次検査でおこなわれること

前立腺がんの疑いがあるかどうかを調べるための検査です。がん以外の病気とわかることもありますので、必ず受けておきましょう。

問診

年齢や、血縁者に前立腺がんの経験者がいるか、頻尿・残尿感などの排尿トラブルがあるか、持病や常用している薬があるかなどを確認します。

直腸診

医師が肛門から指を入れ、前立腺の大きさや形、硬さ、表面の様子などを調べます。がんがあると、石のように硬く感じられたり、ゴツゴツした感触があったり、変形しているとわかったりします。

ただし、ごく早期のがんは触れても異常が感じられません。また、触れられる範囲も限られているため、これだけで「異常なし」とはいえません。

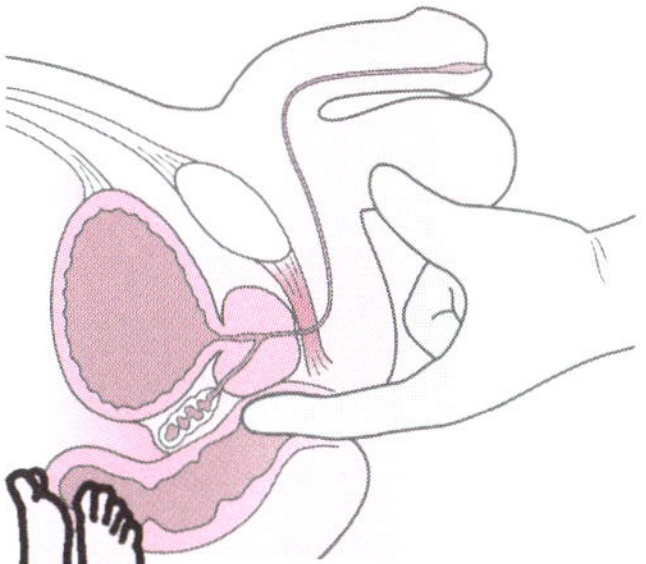

直腸の壁越しに前立腺に触れて確認する。挿入時には潤滑剤を使用するため、痛みは軽い

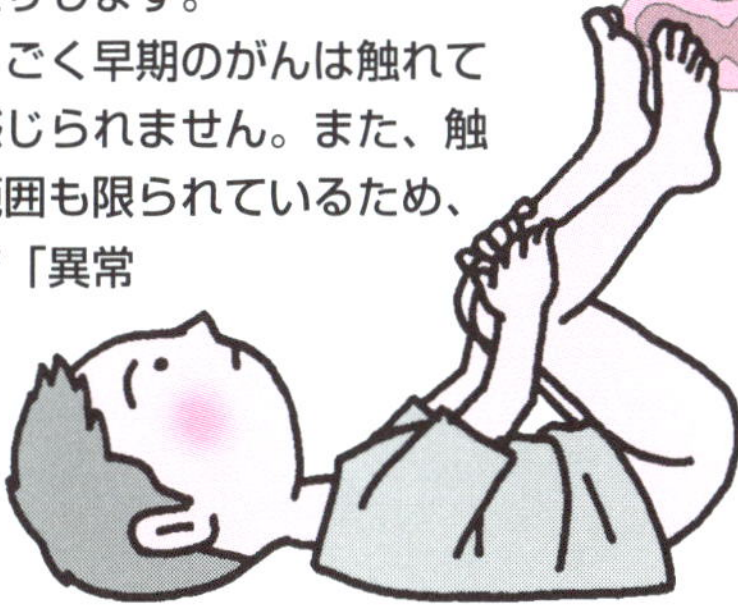

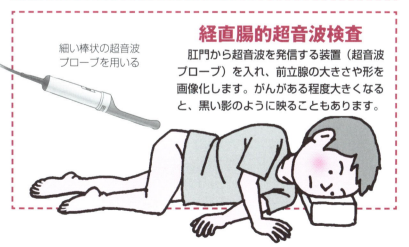

仰向け、あるいは横向きの姿勢でおこなわれる

経直腸的超音波検査

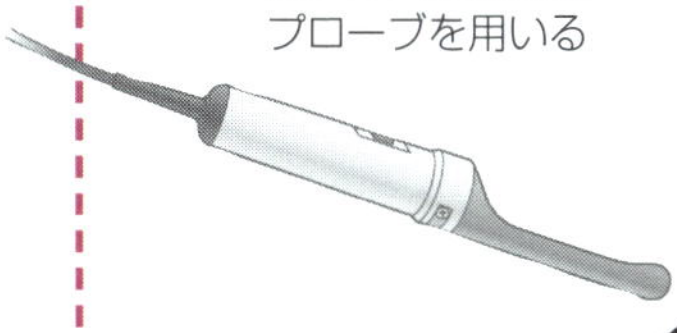

細い棒状の超音波プローブを用いる

肛門から超音波を発信する装置（超音波プローブ）を入れ、前立腺の大きさや形を画像化します。がんがある程度大きくなると、黒い影のように映ることもあります。

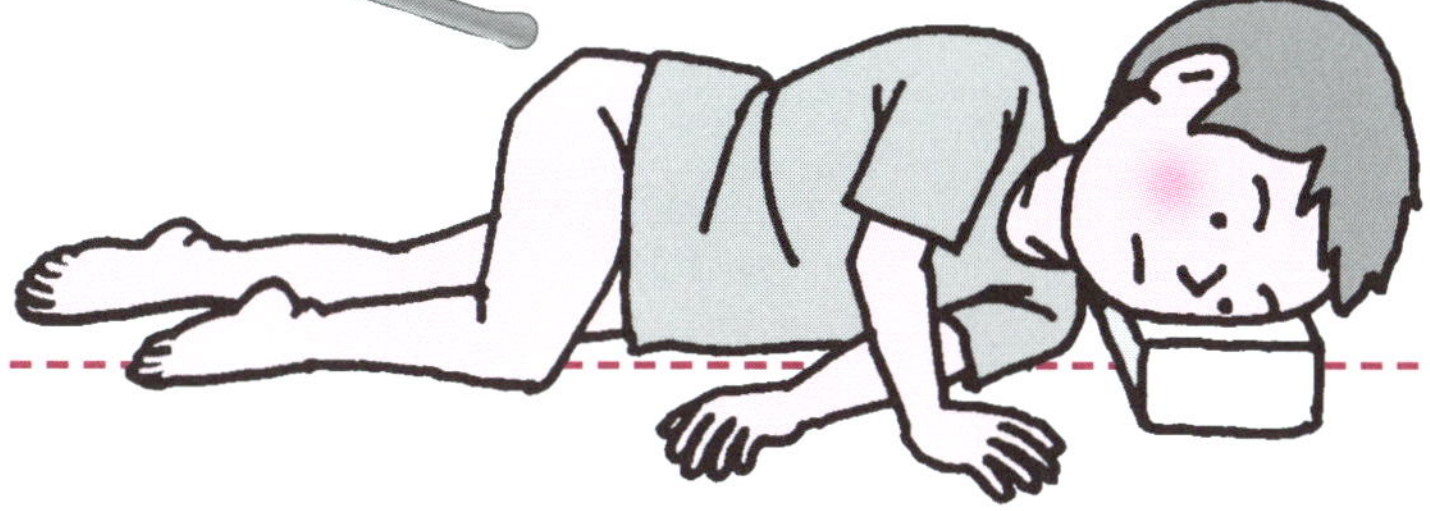

COLUMN

何歳まで続ける？
発見のための定期検診

一律には区切れない。自分自身の判断が大切

「五〇歳を過ぎたらPSA検査は受けたほうがいい」というのはそのとおりなのですが、「いつまで受けるべきか」については、はっきりした指針は示されていません。

　前立腺がん検診の究極的な目的は、前立腺がんによる死亡を避けることにあります。しかし、人間の命には限りがあります。別の要因で余命わずかと考えられる人が検診を受ける意義は見出せません。

　また、健康状態が悪化しており、前立腺がんが見つかっても治療による負担が大きすぎると考えられる状態であれば、「発見のための検査」自体、受ける必要はないともいえます。

　逆に、年齢は高くても「一〇年先も元気だろう」と考えられる人であれば、前立腺がんを早い段階で見つけ、適切に対応していくことには意味があると考えられます。

　元気な高齢者が多い現在、「何歳まで」と一律に区切ることはできません。検診を終える時期は、自分の健康状態などを考えながら、ご自身が判断されるべきこととといえます。

健康状態を把握するために

高齢者の健康状態を客観的に把握するための評価表などは判断の一助になる。健康状態が良好なら、検診を受ける意味はある

G8スクリーニングツール
→49ページをチェック

2

「前立腺がんの疑いあり」といわれたら

「がんかもしれない」とわかったときは
だれしも不安な思いをいだくものでしょう。
しかし、幸いなことに、前立腺がんに対しては
さまざまな治療法が用意されています。
まずは、冷静に病状を理解することが大切です。

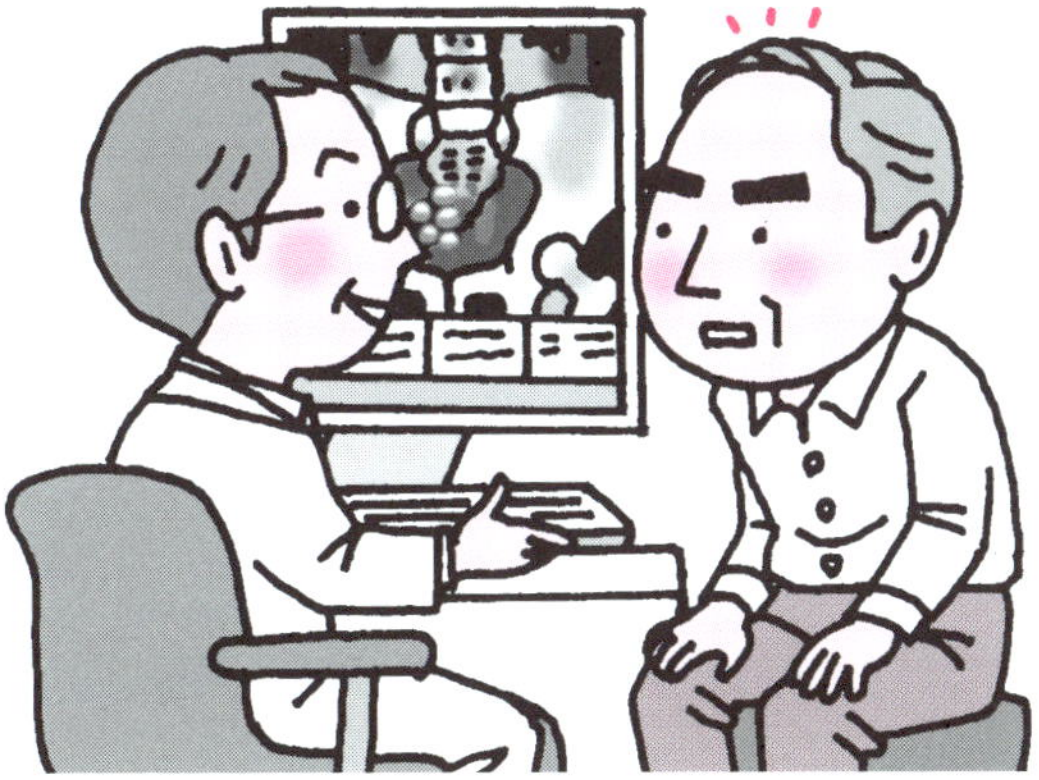

不安でいっぱいのあなたへ

生存率の高いがん。早期なら確実に治せる

がんには、全身をむしばむ怖い病気というイメージがつきものです。しかし、大きく広がらないうちに適切に対応していけば、命にかかわることにはなりません。

5年相対生存率ナンバー1のがん

相対生存率は、診断を受けた5年後に生きている人の割合が、同じ年齢・性別の人全体の生存率の何％に当たるかを示す数字です。

前立腺がんは、男性のがんのなかで5年相対生存率が最も高いがんです。

▼罹患数の多いがんの5年相対生存率

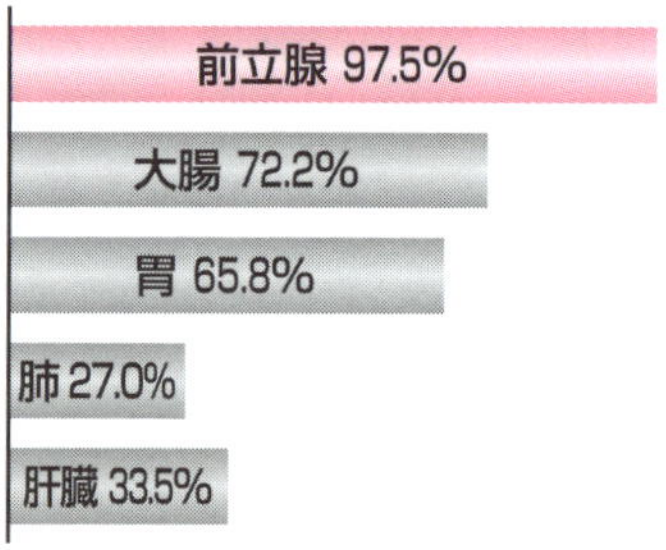

前立腺 97.5%
大腸 72.2%
胃 65.8%
肺 27.0%
肝臓 33.5%

（国立がん研究センターがん対策情報センターによる）

前立腺がんはコントロールしやすい

「前立腺がんの疑い」が疑いではなく真実だったとしても、おびえる必要はありません。多くの人は、適切な対応で寿命を全うできるのですから。

早期なら根治する可能性が高い

診断時に転移が起きていない前立腺がんなら、5年相対生存率は100%※です。限局がんなら根治すると考えてよいでしょう。

進行していても適切な対応で長生きできる

転移がある状態で見つかった場合でも5年相対生存率は64.1%※。余命が10年を超える人もめずらしくありません。がんのコントロールは可能なことも多いのです。

※全国がん（成人病）センター協議会の生存率共同調査（2006−2008年診断例）による

診断後も長く生きられる人が多い

前立腺がんは日本人男性がかかるがんとしては最も多く、年間で九万人を超える人が新たに診断を受けていると推測されていますが、がんによる死亡数では男性のがんの第六位。つまり、診断後も長く生きられる人が多いがんといえます。

ただ、前立腺がんによって亡くなる人は、二〇一四年にはすでに年間一万人を超えており、今後も増加していくおそれがあります。

現状を知らなければ、適切な対策はとれません。「疑いあり」とわかったら、本当にがんなのか、がんだとしたらどの程度進んでいるのかを確かめておきましょう。

「疑いあり」なら次に進もう

生検でがんの有無を確認し、がんがあればその状態を詳しく調べておくことが、今後、どのように対応していくかを考えるうえで重要です。

前立腺がんの疑いあり

↓

生検／MRI
（→30ページ）

↓

がんが検出される

がんが見つからなかった場合は、半年〜１年後にPSAを再検査する（→36ページ）

↓

画像検査でがんの広がりを確認
（→32ページ）

↓

がんの進行度やリスクを診断
（→33－35ページ）

↓

治療方針の決定
（→第3章）

生検のための入院が必要なことも

外来で受けられる検査ですが、PSA検査にくらべ体の負担が大きいため、１〜２泊の入院がすすめられることもあります。

痛みは強い？

局所麻酔をするので、組織を採取する際の痛みはほとんどありません。

危険はない？

血尿や直腸出血（血便）、前立腺のむくみによる排尿困難などが起きることはありますが、いずれも一時的なものです。傷から細菌などが入り込んで起きる感染を予防するために、検査前後に抗菌薬を使用します。

持病があっても受けられる？

血液を固まりにくくする薬を飲んでいる人などは、事前に薬の調整が必要になることがあります。健康状態がひどく悪化していれば、生検は見合わせます。

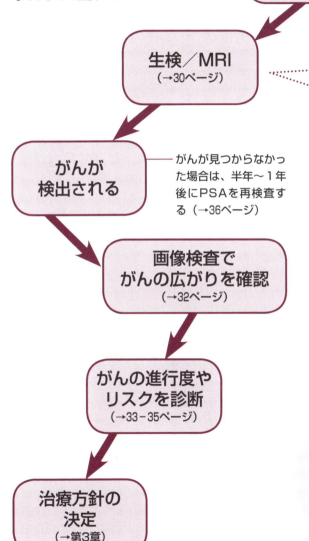

「生検」でがん細胞の有無をチェックする

本当にがんかどうかは、実際に組織を採って調べてみないとわかりません。そのための検査が生検です。見つかったがんの悪性度の判定もおこなわれます。

針を刺して組織を採取する

がんが疑われる組織の一部を採り、顕微鏡でがん細胞の有無を確認する検査が「生検」です。超音波検査の画像を見ながら、前立腺に生検用の針を刺し、糸状の組織を採取します。

針を刺す位置を決めるために、超音波検査では見えにくい病巣も映し出せるMRI（磁気共鳴画像→32ページ）検査を生検前におこなうことが多い

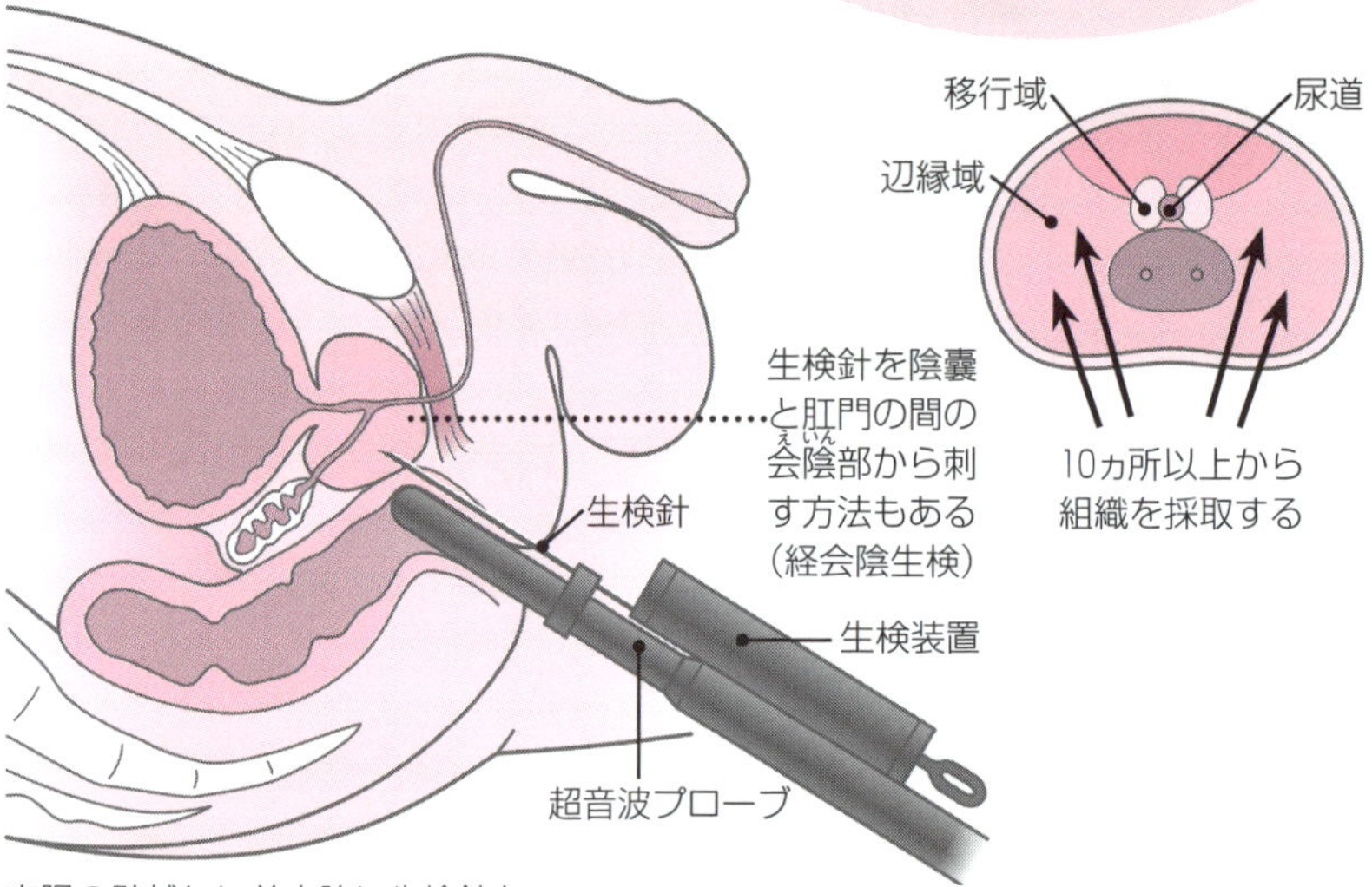
移行域
尿道
辺縁域
10ヵ所以上から
組織を採取する
生検針を陰嚢と肛門の間の会《え》陰《いん》部から刺す方法もある（経会陰生検）
生検針
生検装置
超音波プローブ

直腸の壁越しに前立腺に生検針を刺す方法（経直腸生検）が多い

「フュージョン生検」なら、より精度が高くなる

通常の生検では、事前にMRIを撮影しても、生検時には超音波画像だけを見ながら針を刺していきますが、最近は「フュージョン（融合）生検」も増えています。

特殊な装置を使うと、超音波画像と事前に撮影したMRIの画像を融合した画像を画面上に表示できます。MRIで指摘された病巣を正確に検査できるため、見落としが減り、診断精度がきわめて高くなります。

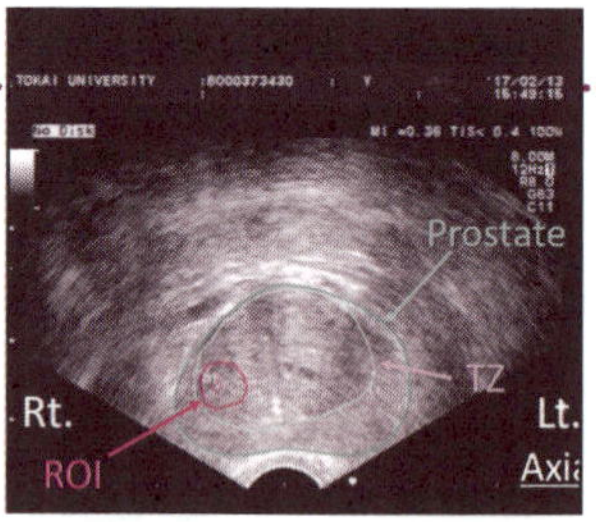
Prostate
TZ
Rt.
Lt.
ROI

超音波画像に、がんを疑わせる所見などMRI検査で得た情報が重ねて表示される

組織像から「グリソンスコア」を算出

顕微鏡で調べると、がん細胞は正常な細胞とは異なって見えるため、がんかどうかが判断できます。

がんの組織の様子から算出するグリソンスコアは、がんの悪性度を示す指標となり、数値が高いほど悪性度が高いと判断されます（→ 35 ページ）。

採取した組織を顕微鏡で見る

↓

がん細胞が見つかったら組織像のパターンを確認

↓

最も広い面積を占めるパターンと2番目に広いパターンのグレードを合計して点数化。この点数がグリソンスコア

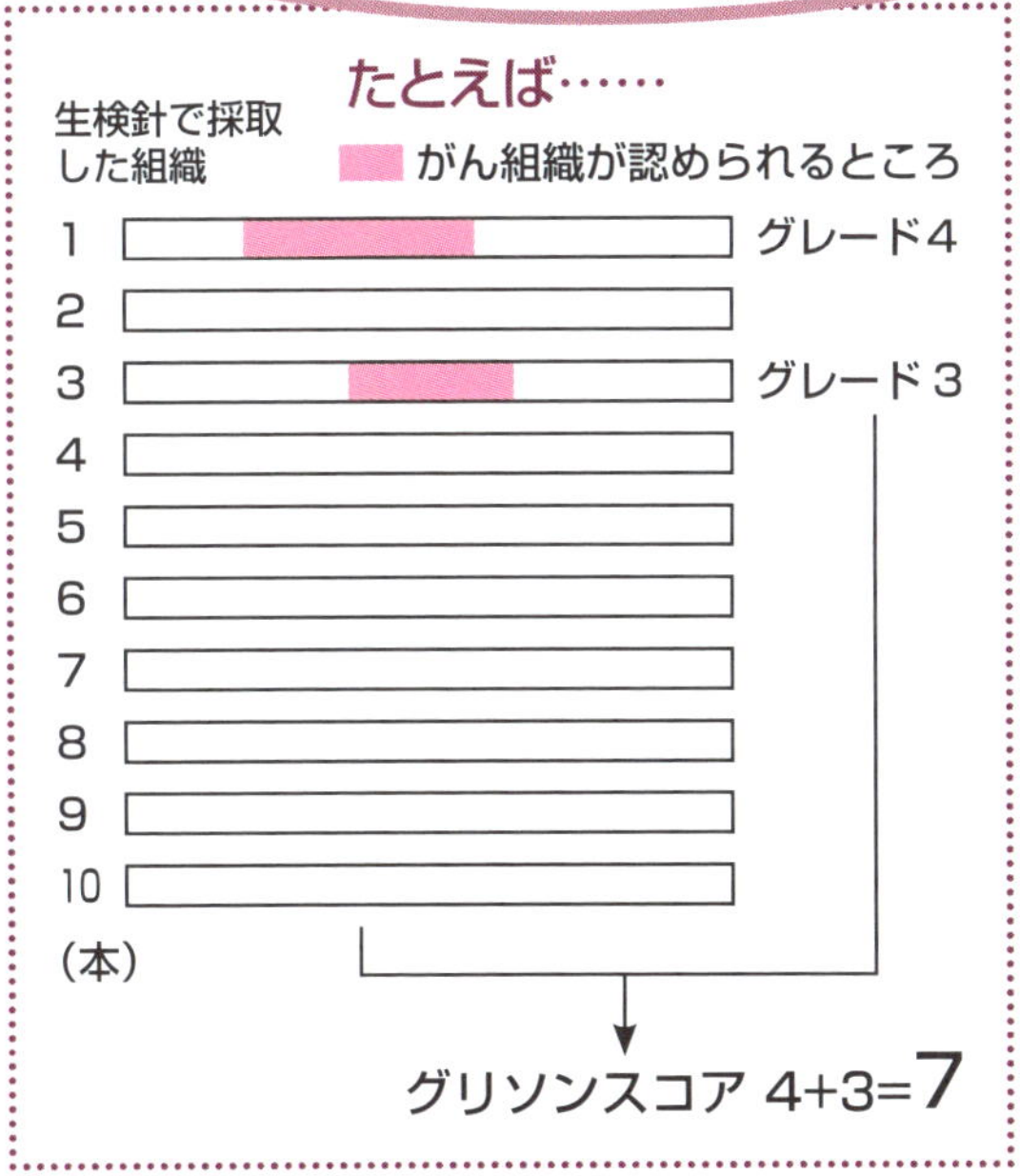

▼前立腺がんの組織像（模式図）

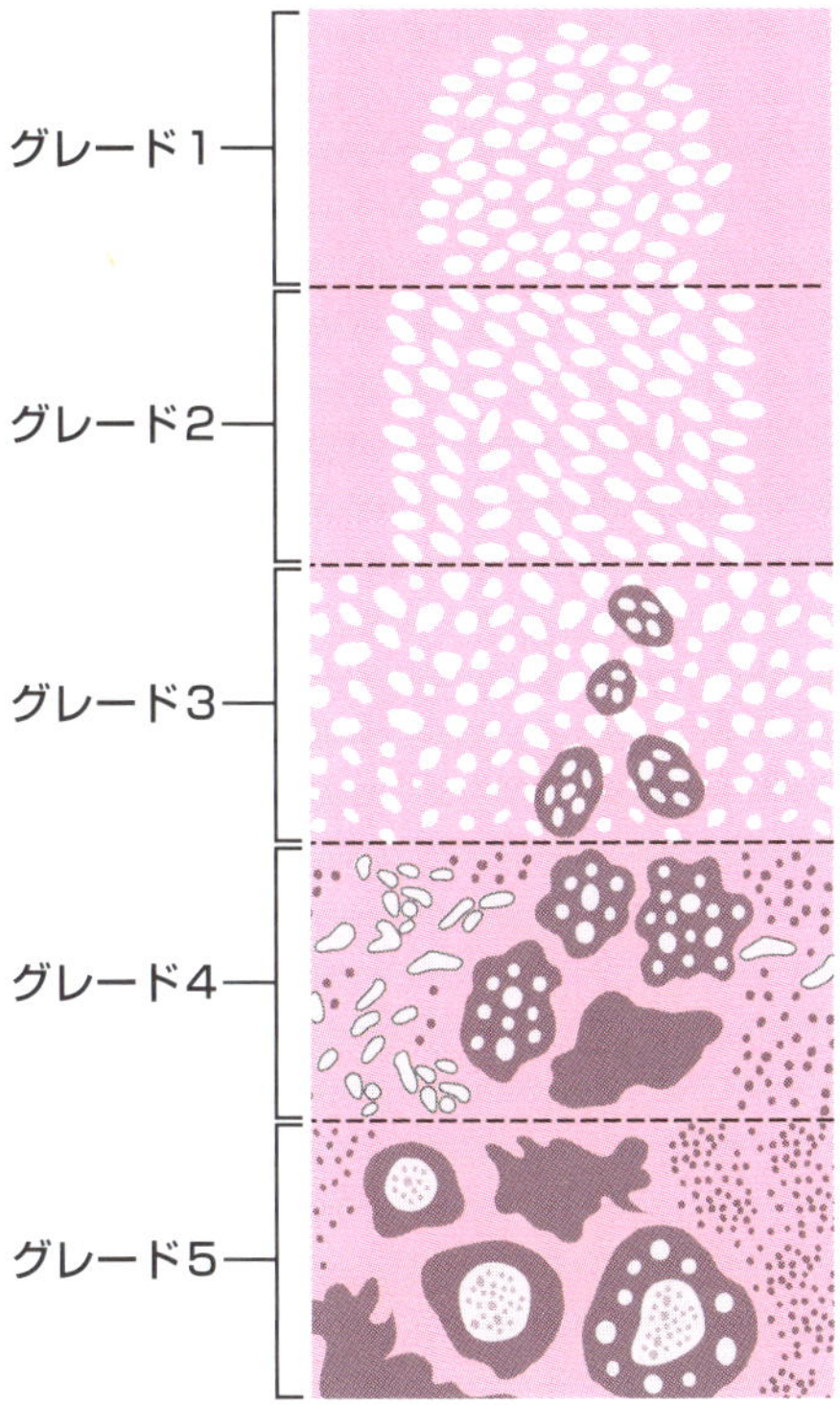

診断を確定するには生検が欠かせない

画像診断は年々進化していますが、「間違いなくがんである」と確定診断を下すためには生検が必要です。

採取した前立腺の組織中にがん細胞が見つかれば「がん」です。がん細胞の形などから、増殖しやすい性質か、おとなしい性質かなどといった、がんの悪性度も判断されます。

診断のための検査②

がんが見つかったら広がり方を調べる

CTやMRI、骨シンチグラフィーなどは、がんの広がりや転移の有無を確認していくのに必要な検査です。治療方針を立てるうえで欠かせない情報が得られます。

生検とともに必要な検査

がんの広がり方を調べる検査には、それぞれ特徴があります。

骨《こつ》シンチグラフィー

骨転移の有無を確認

骨に集まりやすい放射性薬剤を注射したあと、3〜4時間たってから全身を撮影します。骨転移があるところは代謝が活発なため、より多くの放射性薬剤が集まり、黒く映ります。

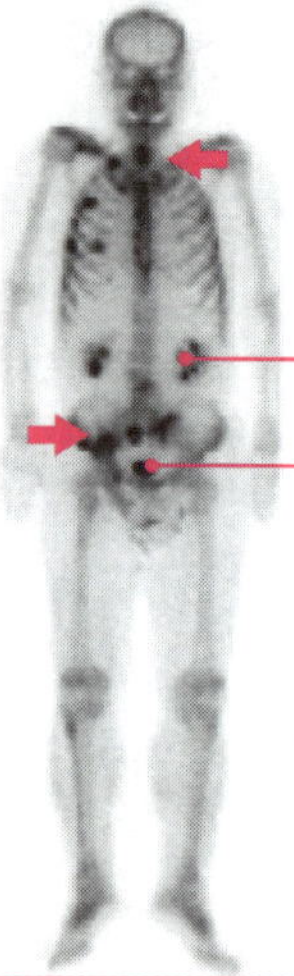

骨転移がある部分（矢印）。腎臓や膀胱も黒く見えるのは体外へ排泄される前の薬剤がたまりやすいため

CT（コンピュータ断層撮影）

全身のチェックに有用

短時間で広い範囲を撮影できるため、リンパ節や、前立腺から離れた臓器への転移（遠隔転移）の有無を調べるのに適しています。

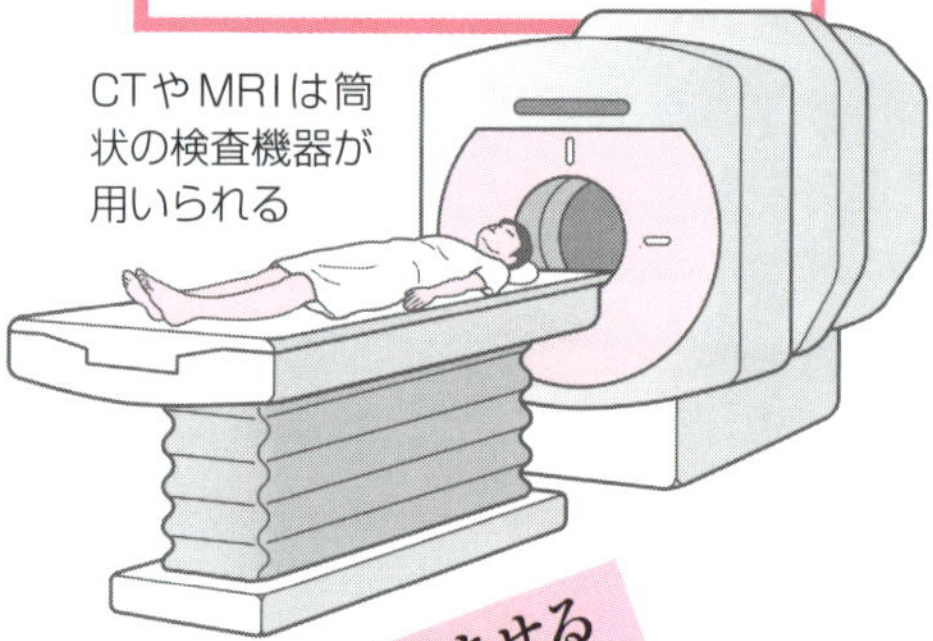

CTやMRIは筒状の検査機器が用いられる

MRI（磁気共鳴画像）

生検前に済ませることもある

精細な画像を得られるため、がんの浸潤の程度が確認できます。複数の方法で撮影した画像を組み合わせる「マルチパラメトリックMRI」は、さらに豊富な情報が得られます。

さらに正確な診断が可能 PSMA-PET/CT

前立腺の膜に存在するPSMAというタンパク質に集まりやすい放射性薬剤を注射したあとに撮影する画像（PSMA-PET）と、CTの画像を組み合わせることで、従来の検査では発見できないくらいの小さな転移も見つけられる新しい検査法です。

日本では現在未認可であり、臨床では使用できませんが、海外では使用されるようになってきています。

3つの観点から病期を分類

前立腺がんの病期は、がん（腫瘍）の浸潤の程度、前立腺周囲のリンパ節（所属リンパ節）に転移しているか、前立腺から離れたところに転移しているかという３つの観点から示されます（TNM 分類）。次ページに示す「進行度」を判断するうえで重要な情報になります。

T分類	腫瘍（Tumour）の状態
TX	評価できない
T0	がんが見つからない
T1	触診（直腸診）や画像検査ではわからないがん T1a たまたま別の病気で切除した組織に見つかったがん。標本の5%以下 T1b 同上。標本の5%超 T1c PSA値が高いなどの理由で生検をおこなった結果、見つかったがん
T2	前立腺の中にがんがとどまっている T2a 片葉の1/2以下 T2b 片葉の1/2を超えているが、両葉には及ばない T2c 両葉に広がっている
T3	前立腺の被膜の外側まで広がっている T3a 被膜外へ浸潤している。顕微鏡で見てわかる程度の膀胱頸部への浸潤も含む T3b 精嚢に浸潤している
T4	外括約筋や直腸、骨盤壁など、隣接するほかの組織まで広がっている

N分類	リンパ節（Node）への転移
NX	評価できない
N0	所属リンパ節転移なし
N1	所属リンパ節転移あり

M分類	遠隔転移（metastasis）
MX	評価できない
M0	遠隔転移なし
M1	遠隔転移あり M1a 所属リンパ節以外のリンパ節転移 M1b 骨転移 M1c リンパ節、骨以外の転移

（日本泌尿器科学会・日本病理学会・日本医学放射線学会編「前立腺癌取扱い規約第４版」をもとに作成）

「浸潤」の程度や「転移」の有無を確認

がん細胞は際限なく増えていく結果、周囲の正常な組織を破壊していきます。これを「浸潤」といいます。

また、前立腺に発生したがん細胞が血管やリンパ管に入り込み、流れ出てしまうこともあります。がん細胞がたどりついた先に居ついて増殖を始めると、そこでも正常な組織は破壊されていきます。

これを「転移」といいます。

がんの「病期」は、浸潤の程度や転移の有無によって決まります。治療方針の立て方にもかかわることですので、しっかり調べておきます。

前立腺がんの分類

自分のがんの進行度、リスクを確認しておこう

前立腺がんの治療方針は、ＴＮＭ分類による病期だけですべて決まるわけではありません。生検の結果判明したグリソンスコアや、ＰＳＡ値もあわせて考える必要があります。

進行度は大きく3つに分けられる

前立腺がんの進行度は、大きく3つに分けてとらえます。TNM分類による病期とは、また別の表現ですが、N0かつM0なら、T2までが限局がん、それより上なら局所進行がん、N1あるいはM1ならT分類の病期を問わず転移がんとなります。

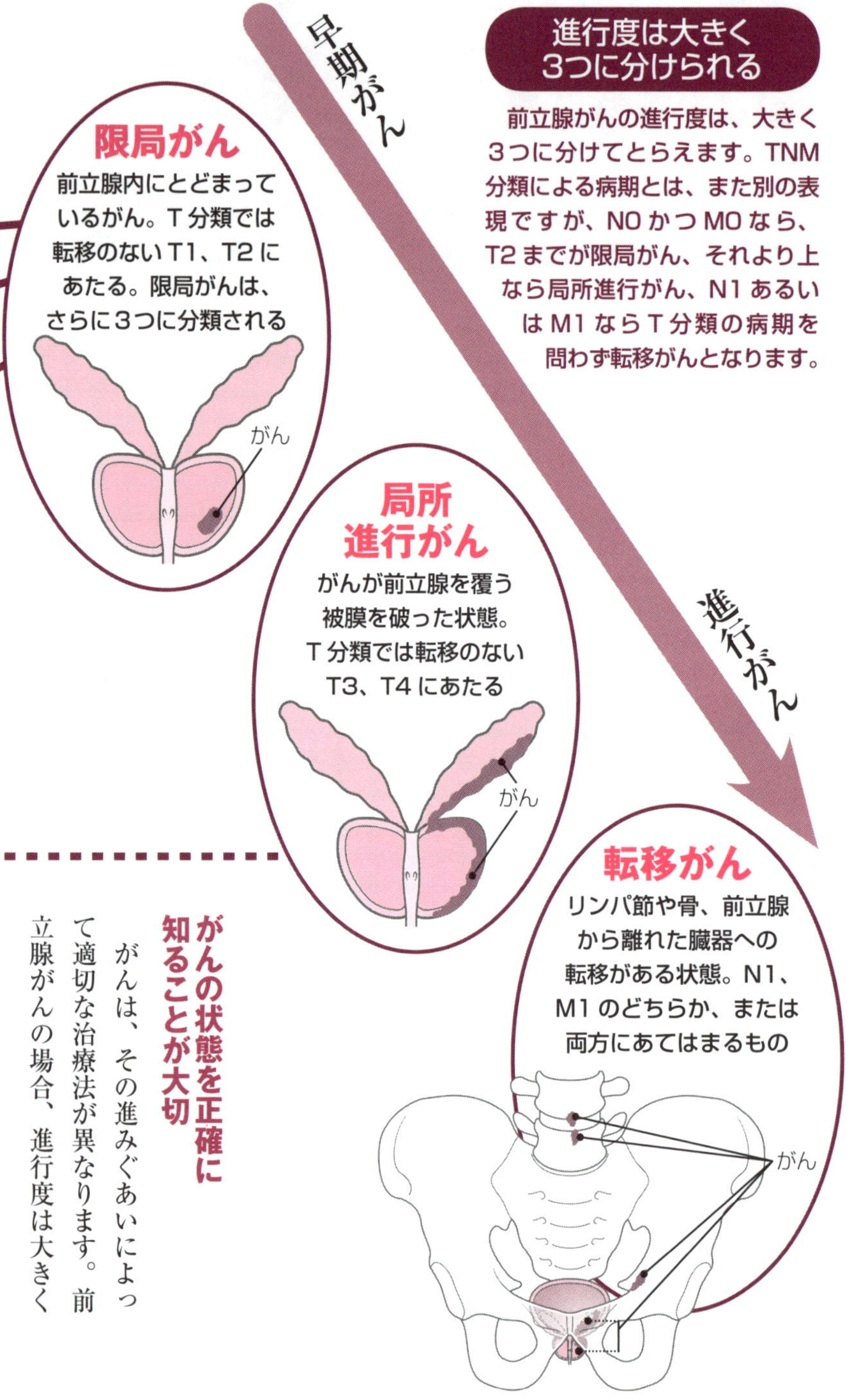

早期がん
進行がん
限局がん
前立腺内にとどまっているがん。T分類では転移のないT1、T2にあたる。限局がんは、さらに3つに分類される
がん
局所進行がん
がんが前立腺を覆う被膜を破った状態。T分類では転移のないT3、T4にあたる
がん
転移がん
リンパ節や骨、前立腺から離れた臓器への転移がある状態。N1、M1のどちらか、または両方にあてはまるもの
がん

がんの状態を正確に知ることが大切

がんは、その進みぐあいによって適切な治療法が異なります。前立腺がんの場合、進行度は大きく

限局がんはリスクの高さで3つに分類

発見された段階では前立腺内にとどまっていても、さらに広がっていくリスク（危険性）は、がんの状態によって異なると考えられます。そのため、限局がんはＴ分類による病期だけでなく、PSA 値や悪性度を示すグリソンスコアを参考に、３つに分類されます。

低リスク

以下のすべてが当てはまるもの

- □ PSA値が10.0ng/mℓ以下
- □ T分類ではT1～T2a
- □ グリソンスコア6以下

中間リスク

低リスクにも高リスクにも当てはまらないもの

- □ PSA値が10.1～20.0ng/mℓ以下
- □ T分類ではT2b以下
- □ グリソンスコア7以下

高リスク

以下の1つでも当てはまるもの

- □ PSA値が20.1ng/mℓ以上
- □ T分類ではT2c以上
- □ グリソンスコア8～10

（D'Amico分類による）

高リスクと同程度のリスクがあるととらえる

三つに分けられますが、多くは限局がんの段階で発見されます。

限局がんのなかには進行が遅いだろうと考えられるものもあれば、進行しやすいと考えられるものもあります。すべて同じ対応をとっていると、過剰治療、あるいは治療の遅れをまねくおそれがあります。そこで必要なのが「リスク分類」です。

今後の適切な対応を決めるためにも、自分のがんの状態を正確に把握しておきましょう。

◆PSA 値→ 22 ページ
◆Ｔ分類→ 33 ページ
◆グリソンスコア→ 31 ページ

がんが見つからなかった場合

生活改善と定期的なPSA検査を続けよう

「前立腺がんの疑いあり」といわれて生検を受けたのにがんが見つからず、安心と不安が半々という人もいるでしょう。不安を解消するにはどうしたらよいでしょうか？

するべきことは2つある

がんが検出されなくても、一度の検査で確実に「がんではない」とはいえません。通常の生検では、ごく小さながんは2～3割が見逃されているともいわれます。今後も備えが必要です。

PSA検査の継続

半年～1年に1回、
PSA検査を受けて数値を
確認しておきましょう。
定期的に検査を受けていれば、
がんが見逃されていた場合でも、
手遅れになる心配は
ありません。

＋

できることから生活改善

前立腺がんの発症は、
生活習慣とのかかわりも
指摘されています。
これを機に、生活改善を
始めましょう。

数値の変化を見守ろう

定期的にPSA値を測定し、数値の変化を確認していきます。数値が急上昇したときは要注意。生検やMRIなどによる再確認を考えましょう。

▼再生検を考える目安

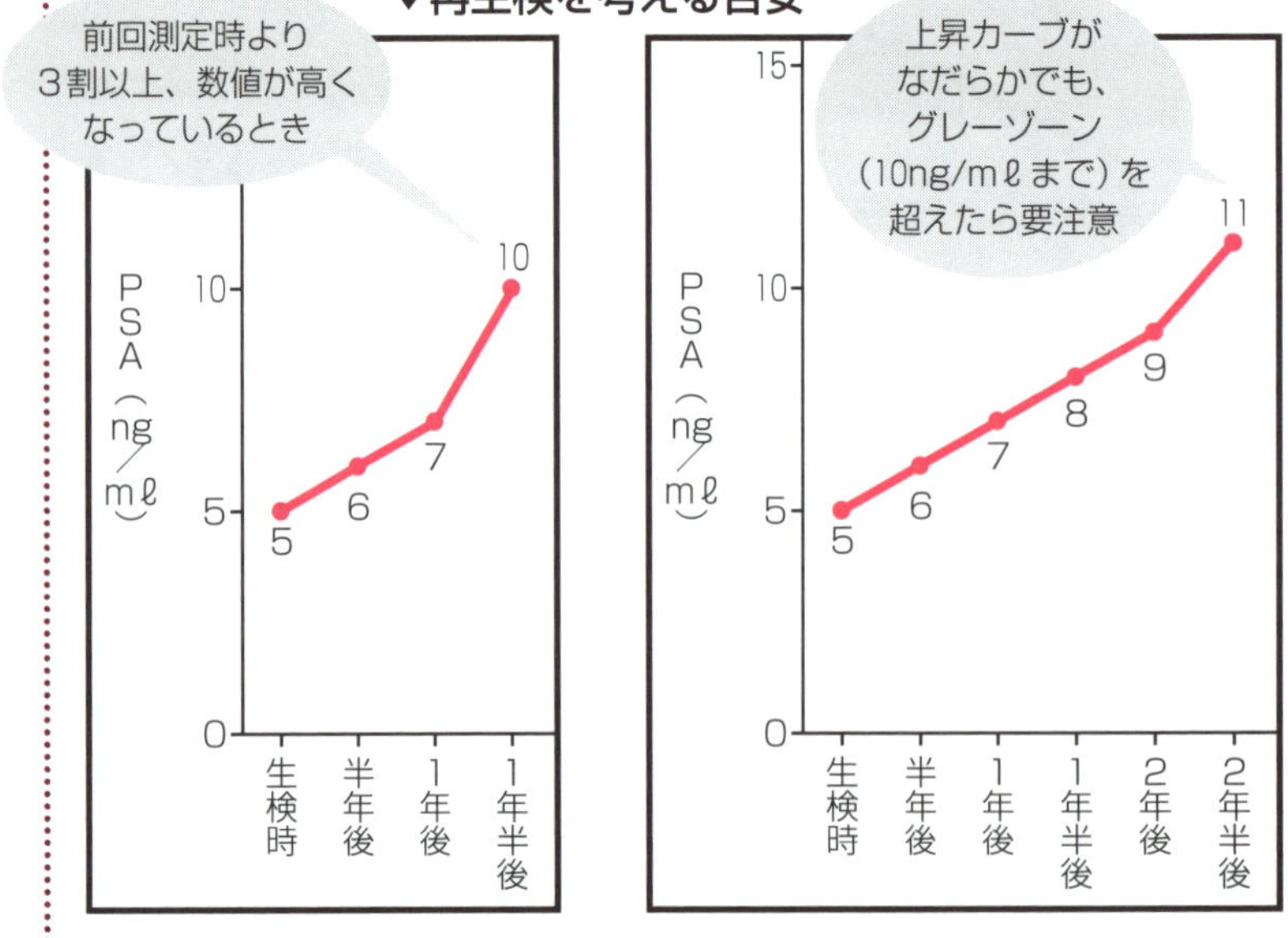

前回測定時より
3割以上、数値が高く
なっているとき
PSA（ng／mℓ）
10
5
0
5
6
7
10
生検時
半年後
1年後
1年半後
上昇カーブが
なだらかでも、
グレーゾーン
（10ng/mℓまで）を
超えたら要注意
PSA（ng／mℓ）
15
10
5
0
5
6
7
8
9
11
生検時
半年後
1年後
1年半後
2年後
2年半後

チャレンジしたい7つのこと

好ましい生活習慣をもつことは、前立腺がんの発症予防というだけでなく、全身の健康状態にもプラスの変化が期待できます。できることから、取り組み始めましょう。

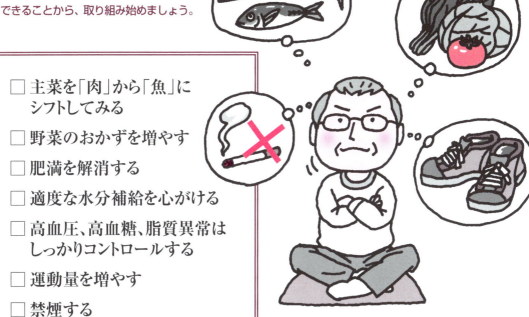

- □ 主菜を「肉」から「魚」にシフトしてみる
- □ 野菜のおかずを増やす
- □ 肥満を解消する
- □ 適度な水分補給を心がける
- □ 高血圧、高血糖、脂質異常はしっかりコントロールする
- □ 運動量を増やす
- □ 禁煙する

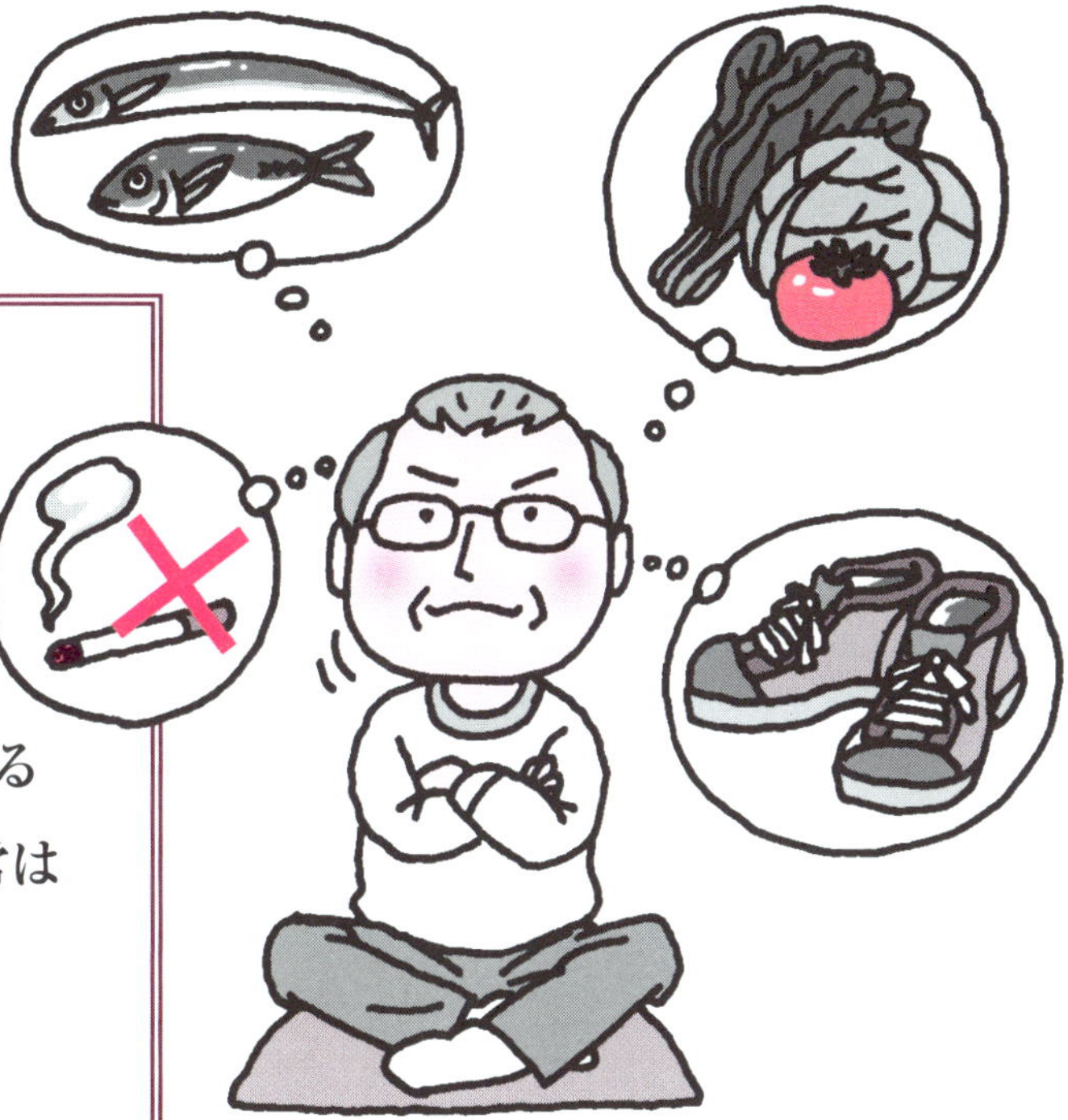

一度の検査で確実な診断はできないことも

がんが検出されなかったというだけでは、「がんが存在しない」のか、「がんはあるが生検針で採取できなかった」のか、はっきりしません。しかし、少なくとも「見逃しようがないほど進行したがんではない」ことは確かです。ここは気持ちを切り替えて、今できる前立腺がんへの備えを続けていきましょう。

二段がまえの取り組みを

前立腺がんの発症は、生活習慣の影響も受けると考えられます（→16ページ）。一方で、好ましい生活習慣を心がければ、それだけで前立腺がんの発症や進行を防げるというわけではありません。生活改善に取り組みながら、ＰＳＡ検査で状態の変化を見守ることが、現段階ではベストの選択といえるでしょう。

似ている病気

よくある前立腺肥大症は、がんとは無関係

前立腺の病気のなかで、最も多いのは「前立腺肥大症」です。前立腺肥大症があるとPSA値が高くなることもありますが、がんとはまったく関係のない良性の病気です。

排尿トラブルが出やすい前立腺肥大症

中高年男性の排尿トラブルの原因になりやすいのが前立腺肥大症です。とくに尿道周囲の移行域が肥大しやすいため、排尿にまつわるトラブルが起きやすくなります。

気になる症状がある人は、自覚症状をチェックしてみましょう。

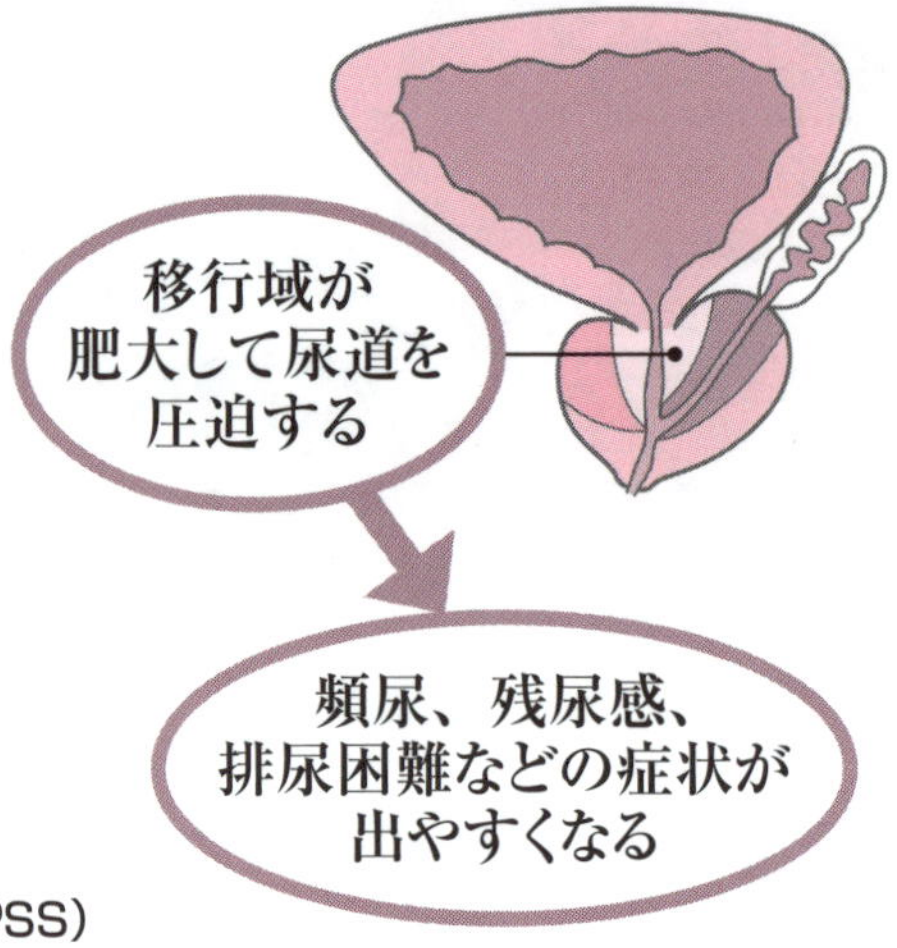
移行域が肥大して尿道を圧迫する
頻尿、残尿感、排尿困難などの症状が出やすくなる

▼国際前立腺症状スコア（IPSS）

最近1ヵ月間に、次のような症状がどれくらいの頻度でありましたか?	なし	5回に1回未満	2回に1回未満	2回に1回ぐらい	2回に1回以上	ほとんどいつも
① 排尿後、尿がまだ残っている感じがありましたか?	0	1	2	3	4	5
② 尿をしてから2時間以内にまたトイレに行きたくなり、排尿したことはありましたか?	0	1	2	3	4	5
③ 排尿の途中で何度も尿がとぎれることがありましたか?	0	1	2	3	4	5
④ 排尿をがまんするのがむずかしかったことがありましたか?	0	1	2	3	4	5
⑤ 尿の勢いが弱いことがありましたか?	0	1	2	3	4	5
⑥ 尿をし始めるために、おなかに力を入れることがありましたか?	0	1	2	3	4	5
⑦ 夜寝てから朝起きるまでに、ふつう何回トイレに行きましたか?	0回	1回	2回	3回	4回	5回
	0	1	2	3	4	5

合計点	0～8点：正常もしくは軽症　9～19点：中等症　20点以上：重症

米国泌尿器科学会で提唱しているアンケート形式の検査法。排尿トラブルには複数の要因があると考えられるため、必ずしも前立腺肥大による症状とはかぎらない

気になるときは早めに受診する

前立腺肥大症の検査・治療の過程で、前立腺がんが見つかることもあります。

本当に前立腺肥大症のせい?

排尿トラブルがあれば受診し、原因を確かめる。前立腺肥大症でもPSA値が高くなることはあるが、ほかの検査と組み合わせれば区別可能

前立腺肥大症しか認められなかった

症状に困っていれば治療する。薬物療法のほか、肥大した前立腺を削り取る手術法もある

前立腺がんが見つかった

前立腺肥大を伴うことを考慮したうえで、前立腺がんの治療法を選択する

(→第3章)

少数ながら、前立腺肥大症の手術後、組織を調べたら「がんが見つかった」ということもある。その場合、改めて治療方針を立て直す

がんとは無関係だが併存することはある

前立腺肥大症は、五〇歳以上の二割、七〇歳以上なら七割に起きるといわれるほど、中高年男性にとっては身近な病気です。

なぜ前立腺が肥大していくのか、そのしくみははっきりしませんが、通常は一五g程度の前立腺が、ときに一〇倍ほどの重さにふくれあがることもあります。

前立腺がんとは無関係ですが、併存することはあります。排尿の悩みがあれば「年のせい」と思い込まず、受診しておきましょう。

PSA値が上がるその他の病気

◆急性前立腺炎

細菌感染によって前立腺に炎症が起きる。下腹部の強い痛みと発熱を伴い、尿に血液や膿が混じることも。抗菌薬の服用が必要

◆慢性前立腺炎

細菌感染が原因でも慢性化すると激しい症状は現れにくい。排尿時の鈍い痛みや頻尿、残尿感など症状はいろいろ。やはり抗菌薬で治療する

COLUMN

サプリメントの利用は慎重に

思わぬ弊害が現れる危険性もある

「この栄養素が前立腺がんのリスクを下げる」などという話を見聞きして、その栄養素をサプリメントで大量にとってみようか、と思う人も少なくないでしょう。

実際、前立腺がん予防に効果がありそうだということで、検証がおこなわれてきたサプリメントはいくつもあります。しかし、「たしかに効果がある」と実証されたものは一つもないのが現状です。データ上、前立腺がんのリスクが下がったようにみえても、じつは別の病気の発生率が高まっていたなど、特定の栄養素を大量にとることの弊害も指摘されています。

前立腺がんにかぎったことでなく、どんな病気でも「これで予防できる！」などといった単純な予防法は存在しません。

栄養面でいえば、食べものでも飲みものでもサプリメントでも、なにか一つのものを大量にとろうとすると、全体のバランスは崩れてしまいます。「簡単だから、できそうだ」ということほど、落とし穴も大きいということを肝に銘じておきましょう。

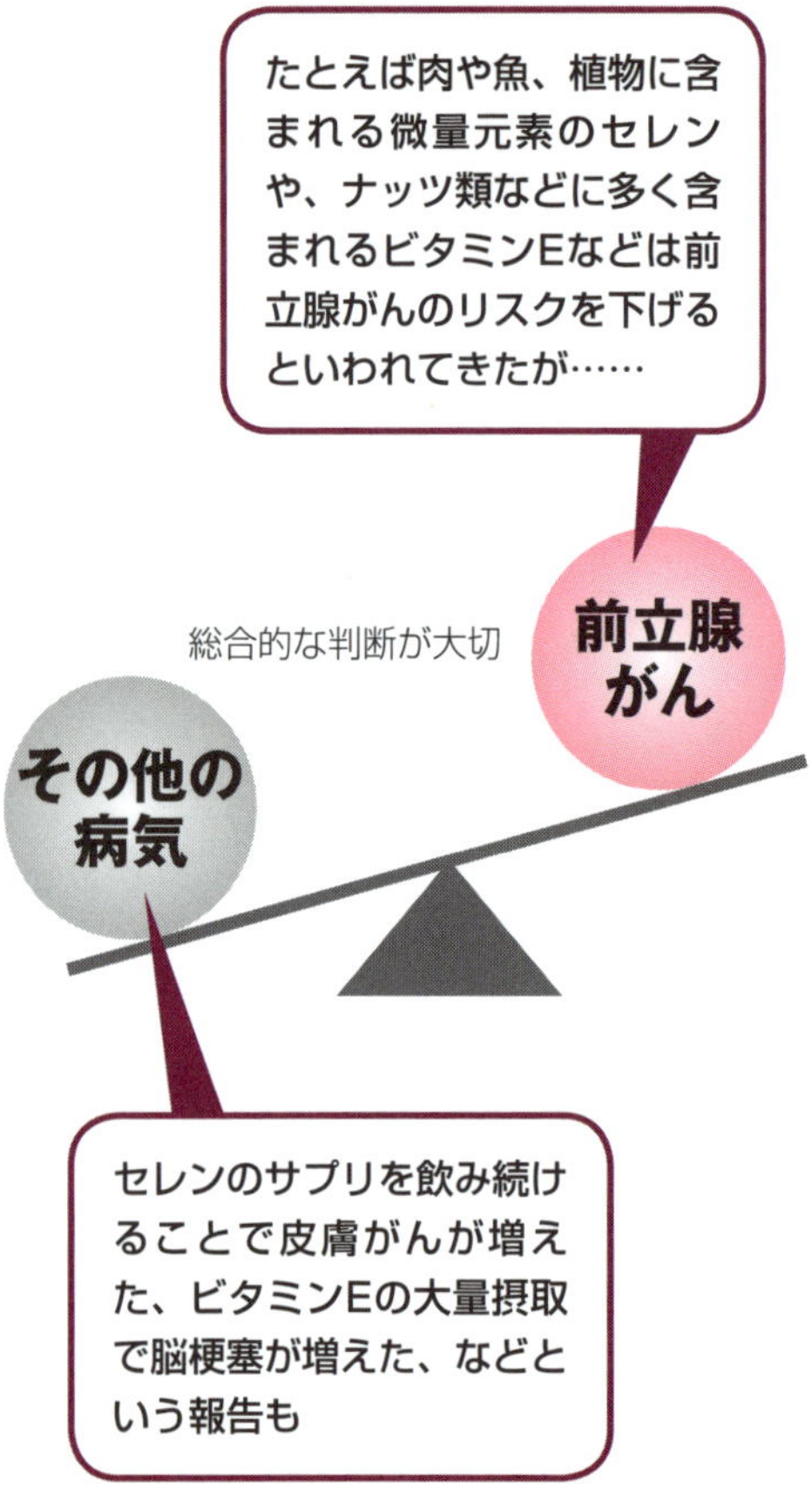

たとえば肉や魚、植物に含まれる微量元素のセレンや、ナッツ類などに多く含まれるビタミンEなどは前立腺がんのリスクを下げるといわれてきたが……
総合的な判断が大切
前立腺がん
その他の病気
セレンのサプリを飲み続けることで皮膚がんが増えた、ビタミンEの大量摂取で脳梗塞が増えた、などという報告も

3

自分にとって ベストな治療法を選ぼう

前立腺がんであることが確かめられたら、
治療方針を決めることが必要です。
前立腺がんの治療法は、非常に選択肢が多く、
「これでいこう！」と決断するまでには迷いも生じがち。
自分にとってベストな選択はなにか、じっくり考えてみましょう。

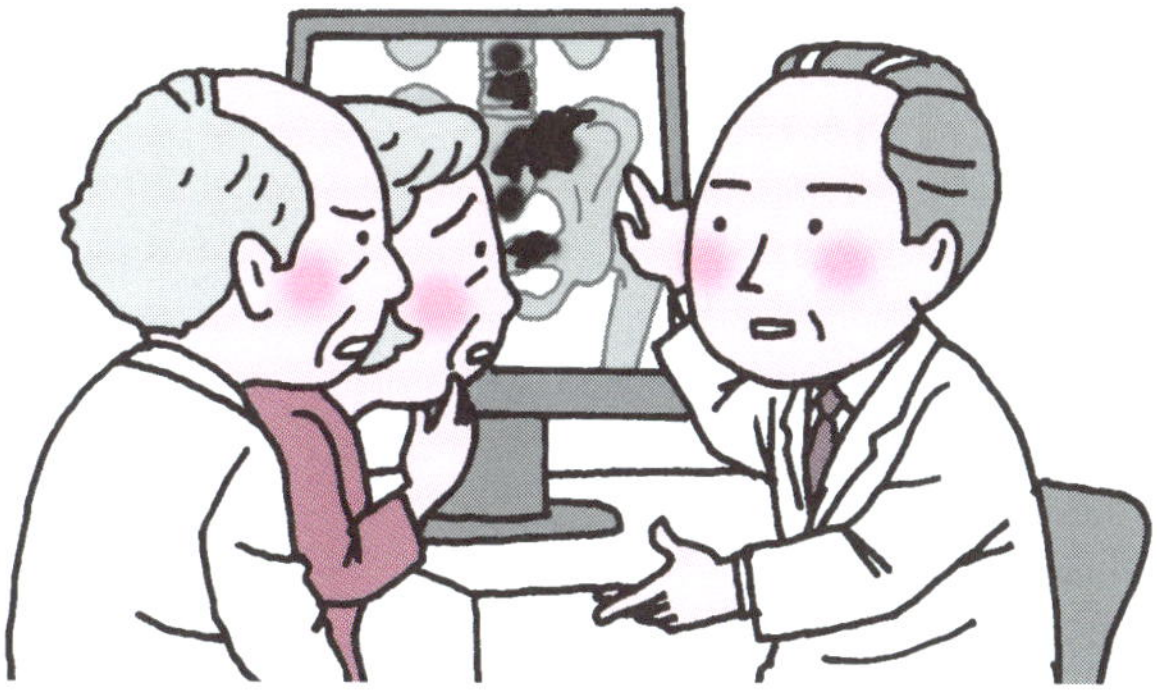

治療方針を決めるために①

「がんの状態」と「一〇年先」を見据えた選択を

治療方針は自動的に決まるわけではありません。「がんを治す」という目標だけにとらわれず、患者さんにとってなにがベストかを慎重に判断していく必要があります。

治療方針を決める要因は3つ

前立腺がんの治療法は主に４つに分けられます。どの方法で前立腺がんに立ち向かうか、まずは治療方針を決める必要があります（各治療法の詳細は第４章参照）。

① がんの状態

がんの進行度や悪性度によって、推奨される治療法は左ページのとおり

▼前立腺がんの治療法

手術	放射線療法
ホルモン療法 （抗がん剤治療）	監視療法

② 「10年先」の将来

「10年先も元気で過ごしているだろう」と期待できるくらいの年齢、健康状態であれば、積極的な治療が考えられる

③ 患者さんの年齢

年齢が高くなればなるほど、積極的な治療が健康状態を損ねてしまうおそれが高くなる。一律にはいえないが、70代後半以上なら負担の大きい治療は避けることが多い

がんの状態だけで最適な治療法は選べない

がんの治療は一般に早期発見・早期治療が原則であり、がんがどの程度進行しているかで、推奨される治療法が決まります。

しかし、前立腺がんは進行が遅いものもあるうえ、非常に高齢の患者さんが少なくありません。早期発見・早期治療の原則を守ろうとすると、かえって患者さんの状態を悪化させてしまうおそれがあります。

根治を目指す積極的な治療は、患者さんには負担が大きすぎることもあります。がんの状態と患者さん自身の状態をみながら、一人ひとりにとって最適な治療法を選ぶことが大切です。

治療法選択のめやす

患者さんの状態にもよりますが、早期であれば手術や放射線療法で「がんの根絶」を目指せます。進行・転移していれば「がんのコントロール」が目標になります。

下記に示したものは健康保険の適用のある標準治療。その他の高度先進医療、研究段階の治療については67ページ、78ページ参照

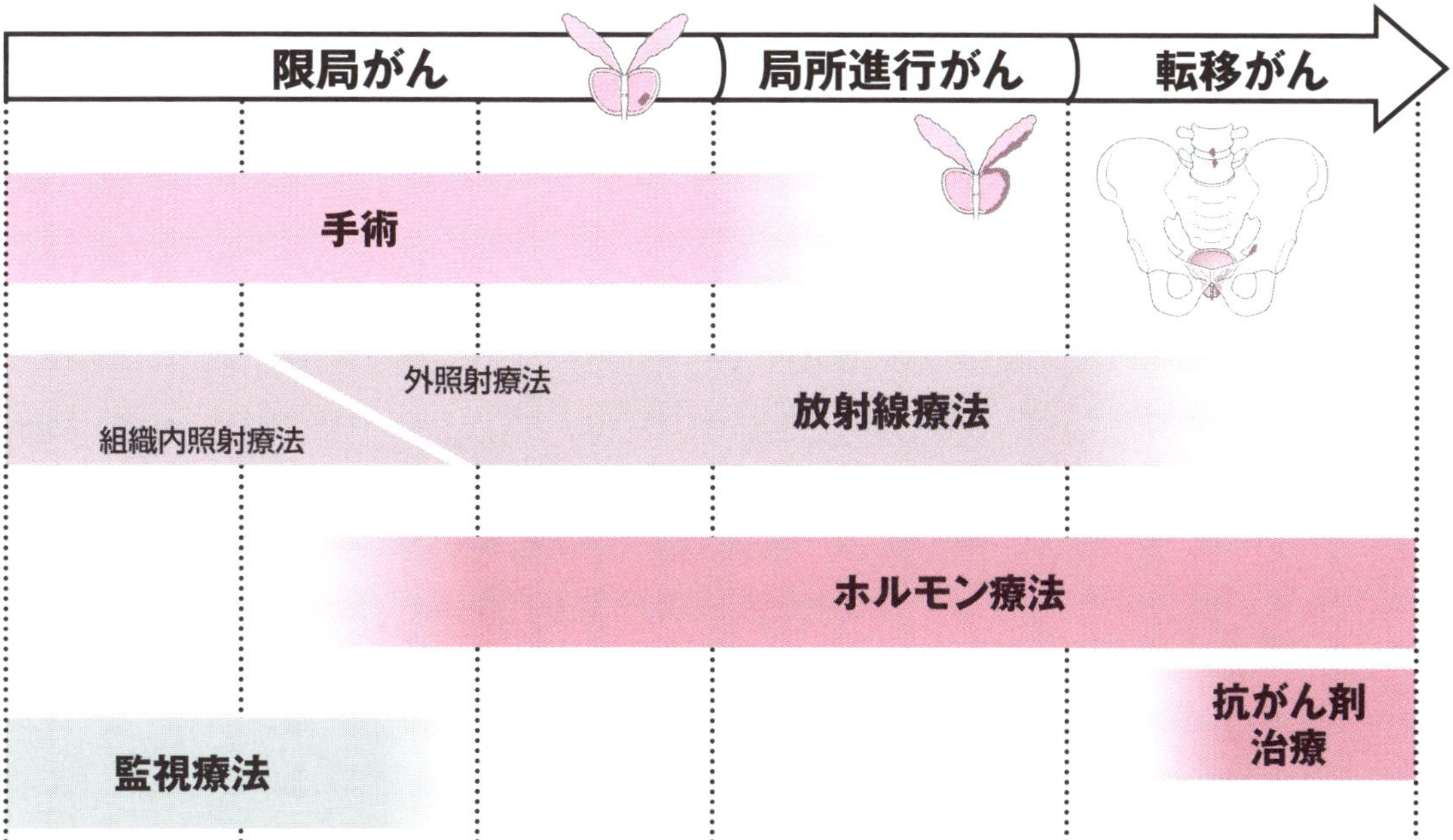

限局がん
局所進行がん
転移がん
手術
外照射療法
組織内照射療法
放射線療法
ホルモン療法
抗がん剤治療
監視療法

低リスク
手術または放射線療法。まずは監視療法で様子をみてもよい

中間リスク
手術または放射線療法。場合によってはホルモン療法を併用する。患者さんの状態によっては監視療法もありうる

高リスク
手術または放射線療法またはホルモン療法。いくつか組み合わせておこなってもよい

限局がんの高リスクタイプと同様

ホルモン療法が主体。抗がん剤を組み合わせることもある。痛みのコントロールを目的に放射線療法をおこなうことも

治療方針を決めるために②

説明・相談時は「家族もいっしょ」がベスト

複数の治療法が用意されていることで、かえって迷いも深まりやすいのが前立腺がんです。患者さんだけでなく家族も同席して医師の話を聞き、いっしょに検討していきましょう。

率直な話し合いが信頼関係を生む

がんを患うということは家族にとっても大きな出来事ですから、医師から説明を受けるときは家族も同行し、疑問に思うことや要望を伝えるとよいでしょう。

前立腺がんの治療法は、前項で示したように大きく分けて四つあります。がんの状態によって違いますが、たいていの場合、「おすすめの方法」は複数あります。

患者さんの要望などがつかめれば、医師は具体的な提案をしやすくなります。どの治療法を選ぶか、最終的には患者さん自身が決めるべきことですが、医師との信頼関係を築ければ、悔いのない決断を下しやすくなるでしょう。

豊富なメニューが迷いのもと

「なにか食べなければ」と一人でレストランに入ったら、出されたメニューにずらっと横文字が並んでいた――そんな状況に置かれたら、たいていの人は困惑するでしょう。

前立腺がんの治療法を選ぶ際にも、似たような状況が起きてくることがあります。

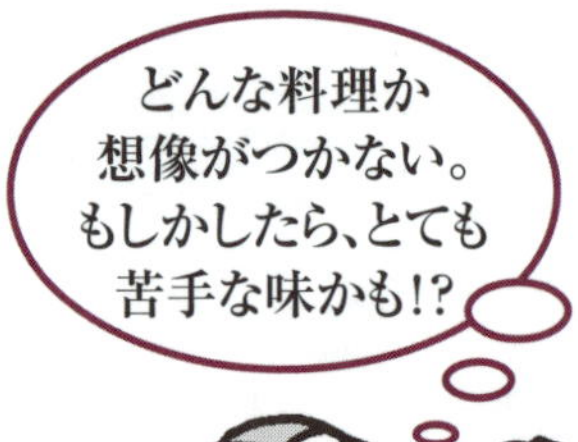

どんな料理か想像がつかない。もしかしたら、とても苦手な味かも!?

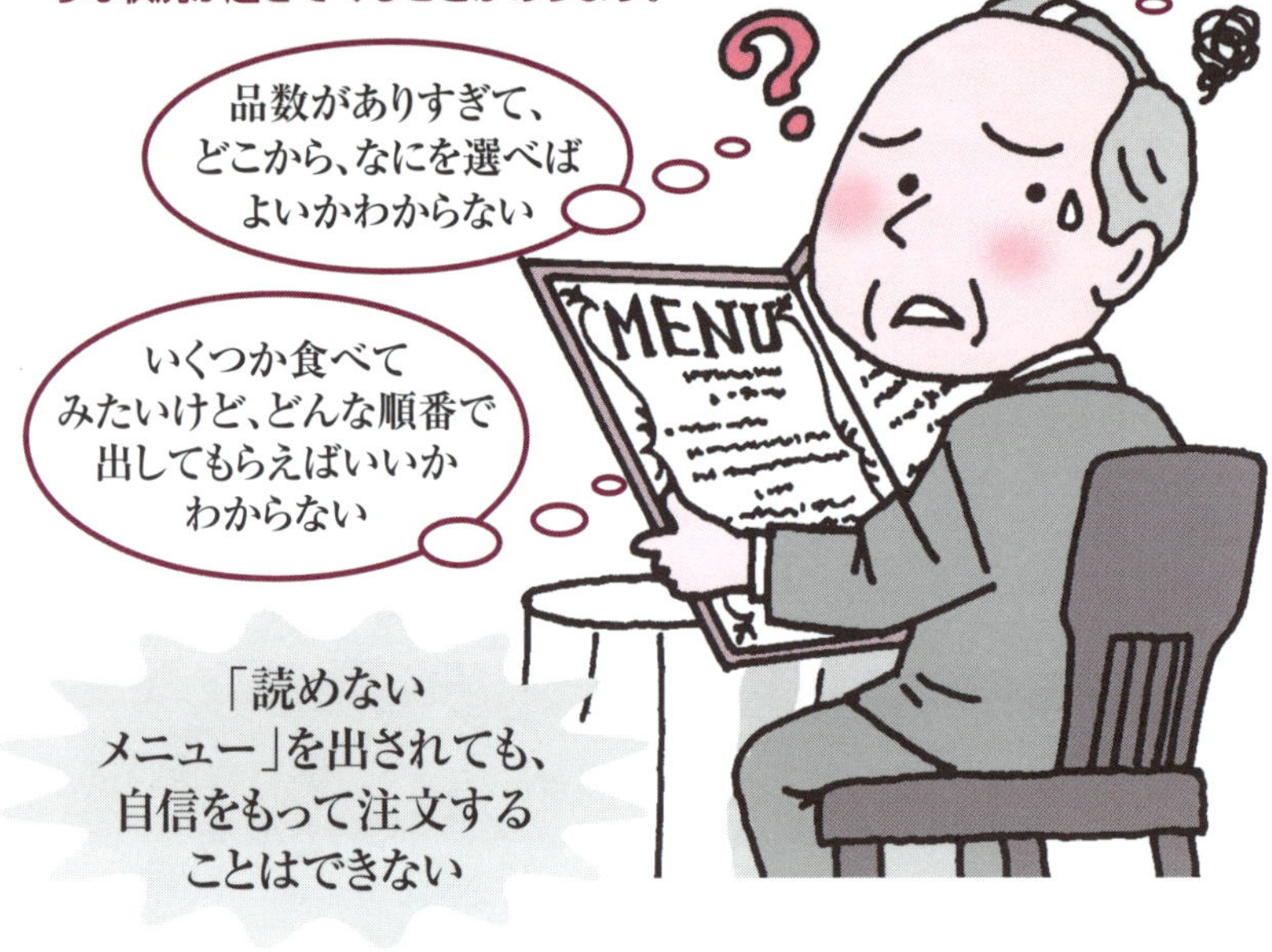

品数がありすぎて、どこから、なにを選べばよいかわからない
いくつか食べてみたいけど、どんな順番で出してもらえばいいかわからない
MENU
「読めないメニュー」を出されても、自信をもって注文することはできない

コミュニケーションが大切

なにを選んでよいかわからないときは、お店の人にアドバイスを求めることで、おいしい飲みものや料理に出会える可能性が高くなります。

治療法を決めるときにも、医師と十分なコミュニケーションをはかることが大切です。

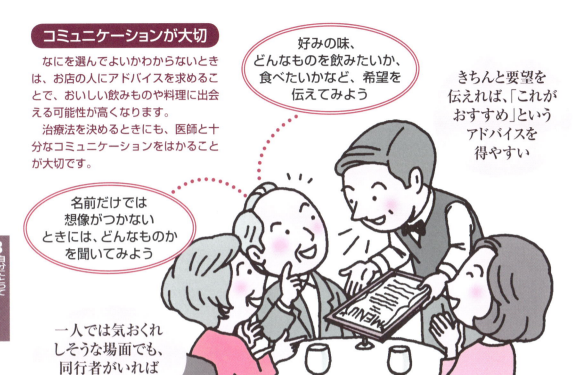

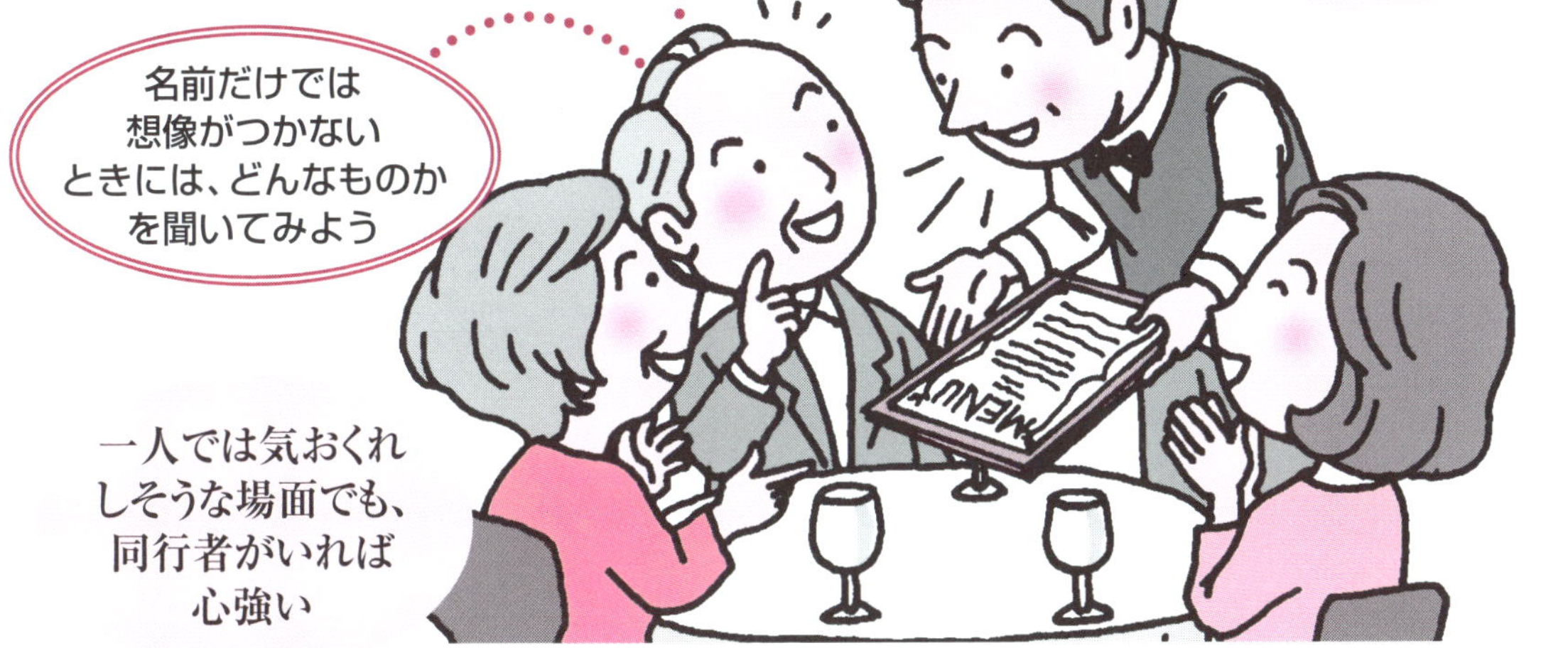

好みの味、どんなものを飲みたいか、食べたいかなど、希望を伝えてみよう
きちんと要望を伝えれば、「これがおすすめ」というアドバイスを得やすい
名前だけでは想像がつかないときには、どんなものかを聞いてみよう
MENU
一人では気おくれしそうな場面でも、同行者がいれば心強い

医師に確認しておきたいこと

状況は似ていますが、決めるべきことは料理ではなく「自分の前立腺がんにどう対処していくか」です。確認すべき点は確認しておく、要望はきちんと伝えておくことで、自分に適した方法を選びやすくなるでしょう。

□検査の結果は?（PSA値／グリソンスコア／転移の有無）
□がんの進行度や悪性度は?
□治療法を選ぶ場合、どんな選択肢がありますか?
□治療法によって、治りやすさは違いますか?
□治療が及ぼす悪影響はありますか? それは治せますか?
□治療にかかるコスト（費用）はどれくらいですか?
□治療を受けなかったら、どうなりますか?
□私（患者さん）の希望（完治させたい／体の負担が大きい治療は受けたくない／性機能が損なわれるのはいやだ など）を叶えやすい治療法はどれでしょう?
□希望する治療はどこで受けられますか?
□治療にはどれくらいの時間がかかりますか?

どこで治療を受ける？

医師に「おすすめの医療機関」を紹介してもらおう

PSA検査と診断のための検査、実際の治療は、別々の医療機関で受けることになる場合も少なくありません。どこで治療を受けるかも、患者さんが選択するべきことの一つです。

自分で探さなくてもよい。紹介は受けられる

どんなきっかけで「前立腺がんの疑いがある」とわかったかによっても違いますが、治療に至るまでのさまざまな過程で、受診先に悩むこともあるでしょう。

結論からいえば、自分自身で探さずとも、かかりつけの医師に紹介してもらえばよいでしょう。近年、日常的な診療をおこなう地域の医療機関と、専門的な検査や治療をおこなう病院とが役割を分担し、連携する体制が整ってきています。医師は医療機関の評判や、その施設の医師個人の評判を聞いていることも多いものです。そうした情報を活用しましょう。

病院の規模が大きければ安心？

規模が大きければ必ず泌尿器科はありますし、他科との連携もとりやすいでしょう。しかし、「前立腺がんの治療」を得意とする医療機関かどうかは、病院の規模だけではわかりません。

じつはあいまいな選択の基準

医療機関を選ぶときの目安になるだろうと考えられていることの多くは、絶対的な基準にはなりません。

泌尿器科学会のリストをみればいい？

学会のホームページでは、泌尿器科専門医のリストや、認定医療機関のリストが掲載されています。しかし、泌尿器科といっても扱う疾患は幅広く、だれが、どの医療機関が「前立腺がん」を得意とするかは、リストからは読み取れません。

治療件数の多いところがいい？

疾患別に手術数などの多さで医療機関をランキングした書籍や、インターネットのサイトなどもあります。治療件数が多ければ、たしかに前立腺がんの患者さんを多く診ている医療機関であるとはいえます。ただ、提供されている医療の質は数字だけではわかりません。

「ここなら安心」という絶対的な基準はない

医療連携を活用しよう

近年、医療機関の間では「医療連携」が進んでいます。まずはかかりやすい近隣のクリニックなどで相談を。医師の情報網を活用することが、最適な医療機関選びの近道です。

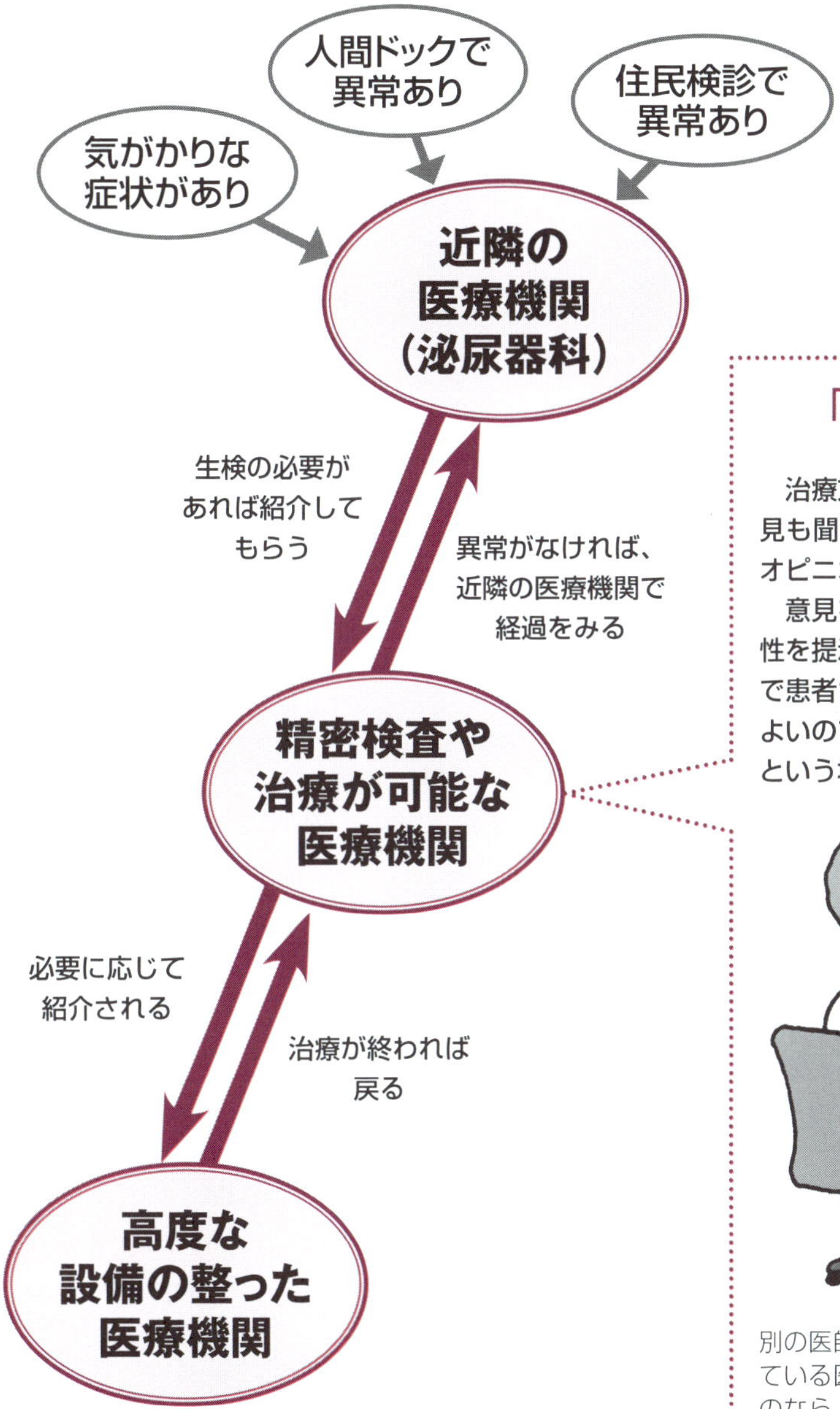

「セカンドオピニオン」はあくまでも参考意見

治療方針を決定する前に、別の医師の意見も聞きたいと思う場合には、「セカンドオピニオン」を求めることができます。

意見を求められた医師は、あらゆる可能性を提示してお話しします。話を聞くことで患者さんが決断を下しやすくなるのならよいのですが、かえって迷いが深まるだけという場合も少なくありません。

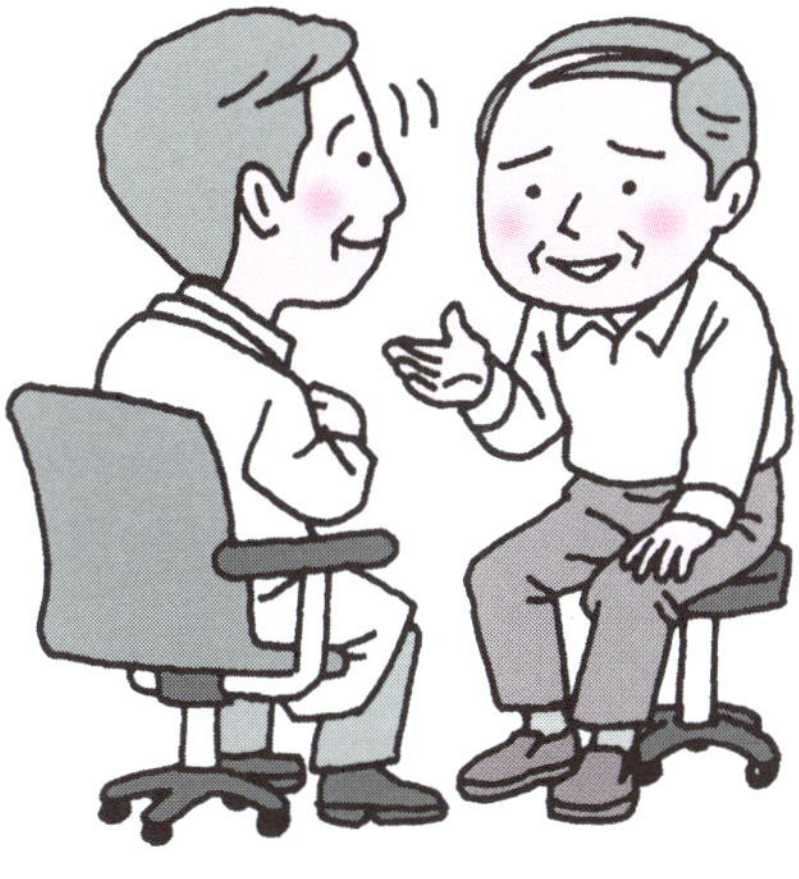

別の医師に意見を求めてもよいが、今かかっている医師との相性が悪くないと感じているのなら、疑問に思っていることは率直に相談してみるとよい

どちらを選ぶ？①

すぐに治療を始める？ 変化を見守る？

がんであることが確定しても、前立腺がんの場合は「すぐには治療を始めない」という選択肢もあります。治療開始のタイミングは、どのように判断すればよいでしょうか？

メリット・デメリットを比較しよう

治療するにせよ、しないにせよ、メリットもあればデメリットもあり、そのバランスは人によって違います。

治療開始のタイミング

早めがよい

若い人、元気な人ほど治療するメリットは大きい

治療するメリット

- 早期なら完治が望める
- 進行している場合にはコントロールしやすくなる

進行の速いがんほど治療しないデメリットは大きい

治療しないデメリット

- 進行していくおそれがある
- 「進行するかもしれない」という不安がつねにある

性機能障害がデメリットになるかは個人差がある

治療するデメリット

- 体には負担がかかる
- 排尿障害や性機能障害などが起きる危険性がある

高齢になるほど、健康状態が悪化している人ほど体への負担は大きくなる

治療しないメリット

- 治療による困った症状が起きる心配はまったくない
- これまでどおりの生活が送れる

進行が遅いほど治療しないメリットは得やすくなる

急がなくてよい
（監視療法
→ 74 ページ）

比較的若くて元気なら「すぐ治療」のメリット大

手術や放射線療法を受ければ、多かれ少なかれ好ましくない影響が現れます。多くは一過性のものですが、年齢が高い人ほど治療の影響で生じるトラブルは生じやすく、生活の質は下がりがちです。

平均寿命を超えているくらいの高齢の患者さんの場合、低リスクなら様子をみる、ある程度進行していたらホルモン療法をおこなうといった選択をすることが多いでしょう。

あとどれくらい長く生きられるかという予想を「期待余命」といいます。期待余命が一〇年を大きく超えているのなら、できるだけ早い段階で積極的な治療をすることには大きなメリットがあります。比較的若く健康状態がよい人であれば、トラブルを乗り越えたあと快適な生活を送れる時間が長くなるからです。

健康状態をチェックしてみよう

年齢は治療のしかたを決める判断材料のひとつになりますが、健康状態は人によって大きく違います。高齢の患者さんの健康状態を評価する方法はいろいろあります。下記に示す「G8スクリーニングツール」もそのひとつです。

▼ G8スクリーニングツール

①食欲不振、消化器系の問題、咀嚼《そしゃく》・嚥下《えんげ》障害などによる、過去3ヵ月間の食事量の減少は?
- 0=いちじるしい減少
- 1=中等度の減少
- 2=減少なし

②過去3ヵ月間の体重減少
- 0=3kg以上の減少
- 1=わからない
- 2=1～3kgの減少
- 3=減少なし

③可動性
- 0=寝たきりまたは車椅子をつねに使用
- 1=ベッドや椅子から離れられるが外出は不可能
- 2=外出可能

④神経心理障害
- 0=重度の認知症やうつ
- 1=中等度の認知症やうつ
- 2=障害なし

⑤BMI（→算出方法は84ページ）
- 0=BMI<19
- 1=19≦BMI<21
- 2=21≦BMI<23
- 3=BMI≧23

⑥1日3剤以上を服薬しているか
- 0=はい
- 1=いいえ

⑦同世代の人と比較した健康状態
- 0.0=よくない
- 0.5=わからない
- 1.0=よい
- 2.0=よりよい

⑧年齢
- 0=85歳を超えている
- 1=80～85歳
- 2=80歳未満

①～⑧の合計が15以上であれば、健康状態は良好と判断される

(Kenis C, Decoster L, Van Puyvelde K, et al.: Performance of Two Geriatric Screening Tools in Older Patients With Cancer. J Clin Oncol, 2014: 32: 19-26 より翻訳引用)

どちらを選ぶ？②

男性機能をできるだけ残す？ 気にしないでいい？

男性機能を失うことへのためらいが大きい人もいれば、とくに問題視していない人もいます。治療によってどんな影響があるのか、まずはそこから確認しておきましょう。

治療の影響で起きるかもしれないこと

男性の性機能障害は、勃起障害と射精障害に分けられます。監視療法以外の治療法は、すべて男性機能を低下させる可能性があります。

射精障害
射精が起きなくなる

精嚢と前立腺がなくなれば、勃起障害はなくても射精は起きなくなります。ただし、射精が起きたときのような感覚は得られるという人もいます。

勃起障害（ED）
勃たない、硬くならない

まったく変化しなくなる場合だけでなく、勃起しても十分な硬さがない、十分に持続できないなどということも勃起障害に含まれます。

まったく影響がない場合も

男性の性機能は個人差が大きいうえ、年齢とともに低下していきます。すでに性機能が働かない状態であれば、治療による影響はありません。

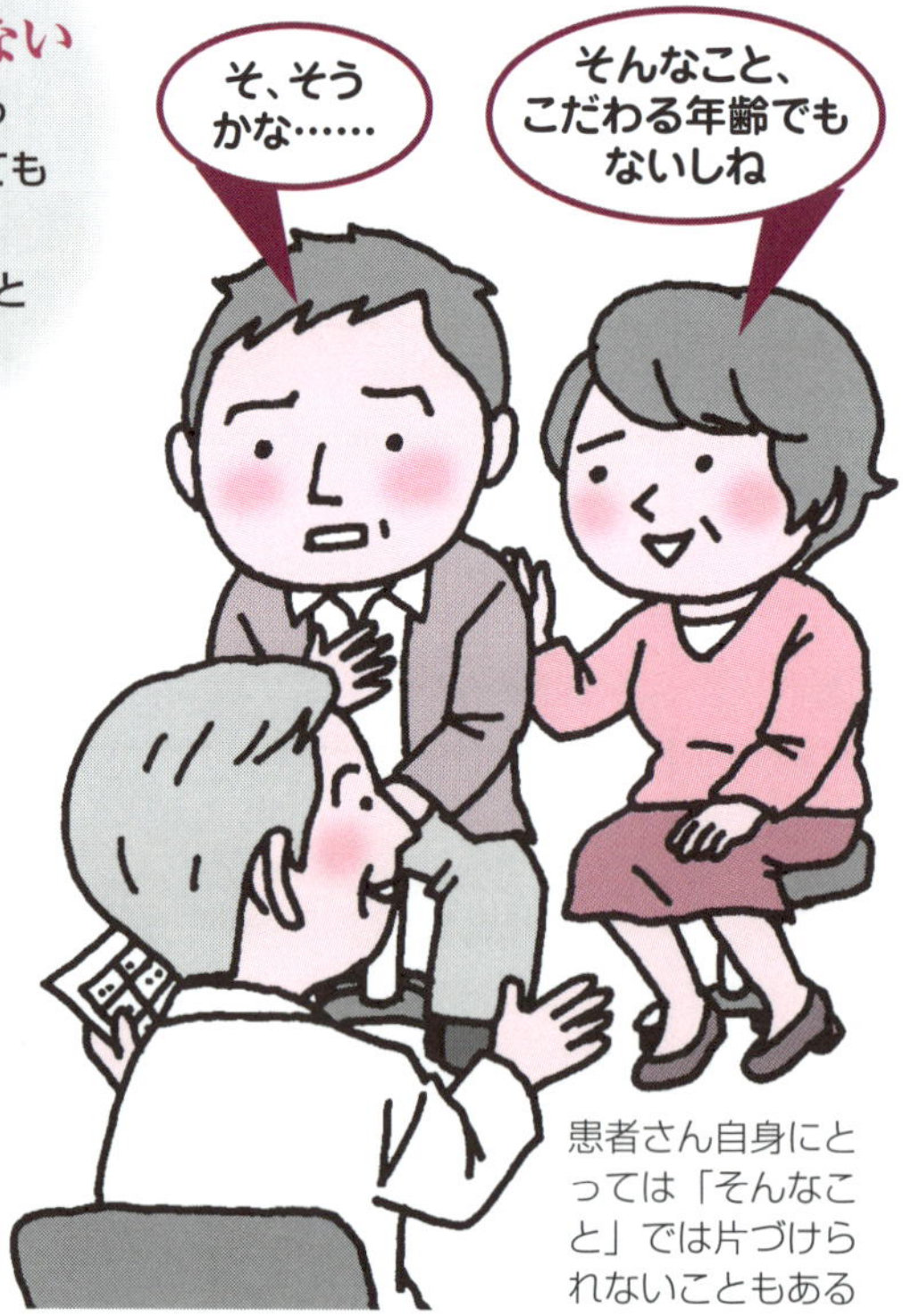

そんなこと、こだわる年齢でもないしね
そ、そうかな……

患者さん自身にとっては「そんなこと」では片づけられないこともある

患者さん自身の気持ちを優先する

性機能が失われるかもしれないということに、大きな不安やためらいをもつ人も少なくありません。活用の場があるかどうかにかかわらず、性機能は「男としてのプライド」を支えるもののひとつになっていることもあります。

たとえ家族であっても、「年齢が高いのだから」「相手もいないのに」などと口をはさむのは考えものです。患者さん自身が「できれば残しておきたい」と思うのであれば、可能なかぎりその気持ちを優先し、適切な治療法を選びましょう。

治療法によって影響の現れ方は違う

性機能への影響は、治療法によって少し違いがあります。性機能を残したいという希望があれば、その点を考慮して治療法を選ぶようにしましょう。

ホルモン療法

男性ホルモンの分泌が抑えられると性欲自体が低下し、勃起も起きにくくなります。精子もつくられません。

男性ホルモンの作用を抑えるだけ（抗アンドロゲン薬→ 69 ページ）なら性機能への影響は少ないのですが、治療効果が不十分であったり、乳房がふくらんできたりすることがあります。

手術

手術を受ければ精嚢と前立腺を摘出することになるので、射精障害は必発です。回復することはありません。

また、手術直後はほとんどの人に勃起障害も起きます。勃起にかかわる神経を残せれば、５～９割は術後１年ほどである程度の回復を期待できます。

▼回復の可能性

神経温存術
腹腔鏡下手術／ロボット手術
＞
開腹手術

放射線療法

治療直後はあまり影響がありませんが、しだいに勃起障害が起き、やがて多くの人に勃起障害が生じます。ただし、程度は軽めのことが多く、治療により７割程度の人が回復可能といわれます。

精嚢や前立腺は残るので、射精障害は起きにくいのですが、いちじるしい精液量の減少などの可能性はあります。

勃起障害の治療は可能なこともある
（→ 92 ページ）

手術後の「子づくり」は不可能ではない

手術を受けて射精障害が起きても、精子自体は精巣内でつくられ続けています。ご夫婦で「これから子どもをつくりたい」と強く希望するのであれば、人工授精による治療を受けることは可能です。

どちらを選ぶ？③

手術？ 放射線？ それともホルモン剤？

「治療する」と決めたら、次は「どんな方法で治療するか」を選ぶ必要があります。それぞれの治療法の特徴を知り、なにを優先すべきかを考えていきましょう。

比較するポイントはいろいろ

がんの状態によって推奨される治療法は違いますが、複数の選択肢がある場合には、さまざま観点からくらべることで、各治療法の特徴がつかみやすくなります。

根治を目指す？ つきあう？

「根治」なら

手術　放射線療法

●ホルモン療法が追加されることもある

「つきあう」なら

ホルモン療法

●症状緩和のために放射線療法をおこなうこともある

根治の可能性が高いのはどっち？

手術 ＝ 放射線療法

●手術も放射線療法も選べる状態のがんなら、どちらも同程度の治療効果が期待できる

入院する？ 通院で受ける？

入院するのは

手術　放射線療法（組織内照射）

●入院期間は手術のほうが長い

通院するのは

放射線療法（外部照射）　ホルモン療法

●外部照射は2ヵ月程度、連日（月〜金曜日）通院。ホルモン療法は１〜３ヵ月に１回の通院を続ける

PSA値が下がりやすいのは？

手術 ≧ 放射線療法 ≧ ホルモン療法

- 手術は、術後すぐにほぼ0に、放射線療法は時間をかけて下がっていく
- ホルモン療法でも低下するが、いずれ上昇する

▼PSA値の変化（模式図）

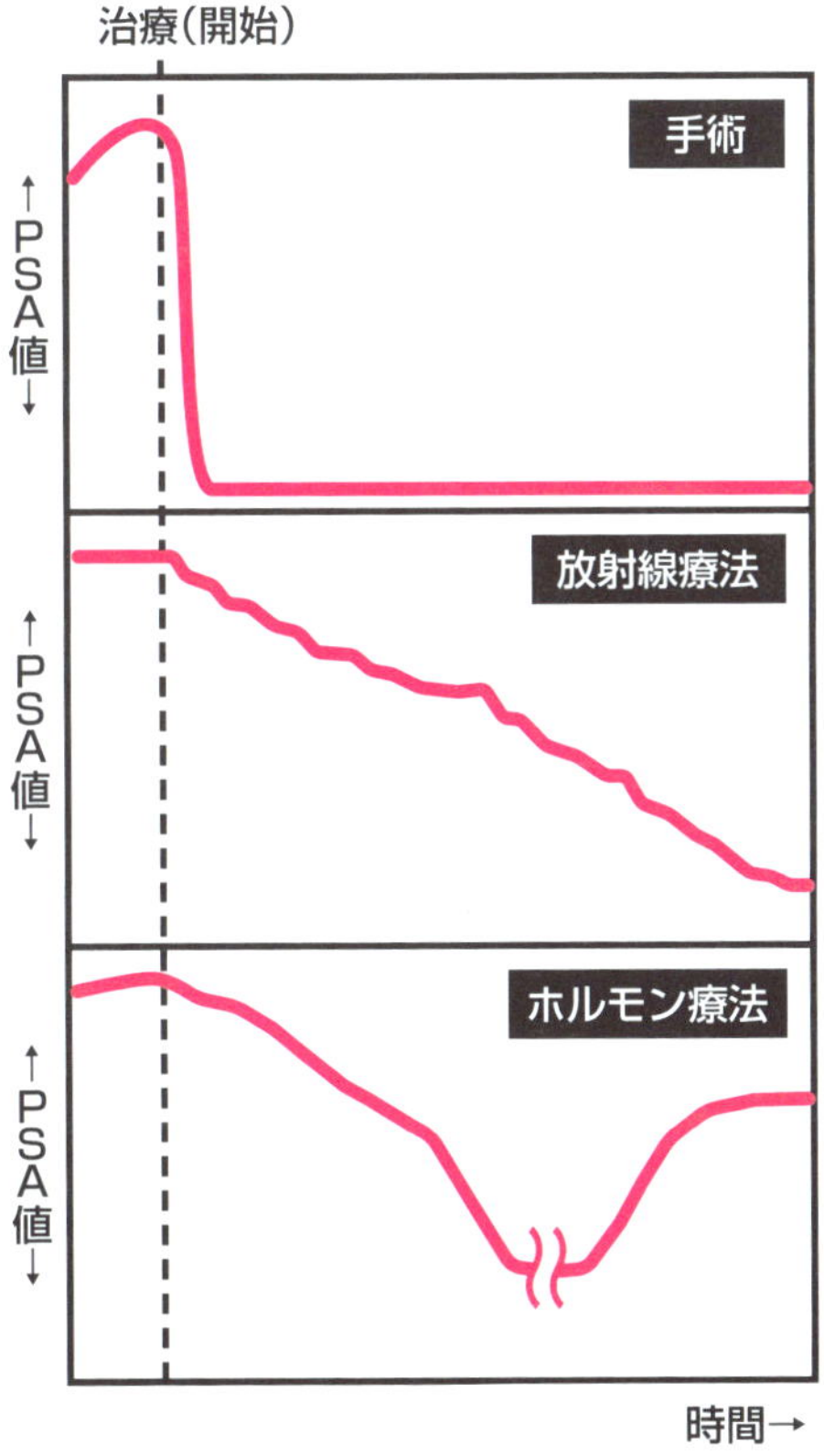

体の負担が大きいのは？

手術 ≧ 放射線療法 ≧ ホルモン療法

- 手術方法、放射線の照射方法はいろいろあり、一概にどちらが軽いとはいえない
- 「体への負担が軽いから」と早期からホルモン療法を選択するのは慎重に。弊害もある

▼それぞれの治療で起きるかもしれないこと

手術	手術時の出血・感染／尿失禁／性機能障害　など
放射線療法	排尿困難／排便のトラブル／性機能障害／まれに放射線障害による発がん　など
ホルモン療法	性機能障害／骨粗しょう症／筋力の低下／体脂肪・血中脂質・血糖値の上昇　など

各治療法の特徴をつかんでおこう

転移があればホルモン療法が選択されます。迷う余地はありません。転移がない場合には、複数の選択肢から治療法を選んでいく必要があります。

実際の治療方針は医師と相談しながら決めていきますが、それぞれの治療法の特徴を知っておけば、自分にとってベストな決断を下しやすくなるでしょう。

COLUMN

治療にかかる費用のうち 自己負担額はごく一部

高齢になるほど自己負担は軽くなる

前立腺がんの患者さんの多くは、いわゆる高齢者（六五歳以上）にあたります。高齢者の医療制度は六五〜七四歳までの前期高齢者と七五歳以上の後期高齢者で分かれており、保険適用が認められている医療費の自己負担額は、高齢になるほど軽くなります。

さらに、自己負担額が、所得に応じて定められている限度額を超えた場合には、高額療養費制度を利用することで公的な補助が受けられます。前立腺がんに対する一般的な治療のほとんどは保険適用が認められていますから、自己負担額は一定の限度額を超えることなく、さまざまな治療が受けられるわけです。

必要以上の治療は財政への負担も大きい

ただ、患者さん自身の負担は一定額以下であっても、実際の医療費は、治療内容ごとに異なります。たとえばホルモン療法で使われる新薬（→73ページ）などは非常に高価で、一ヵ月分の薬代だけで数十万円にのぼります。

必要以上の治療は、社会的なコストという面でも負担が大きいといえます。

▼医療費の自己負担割合

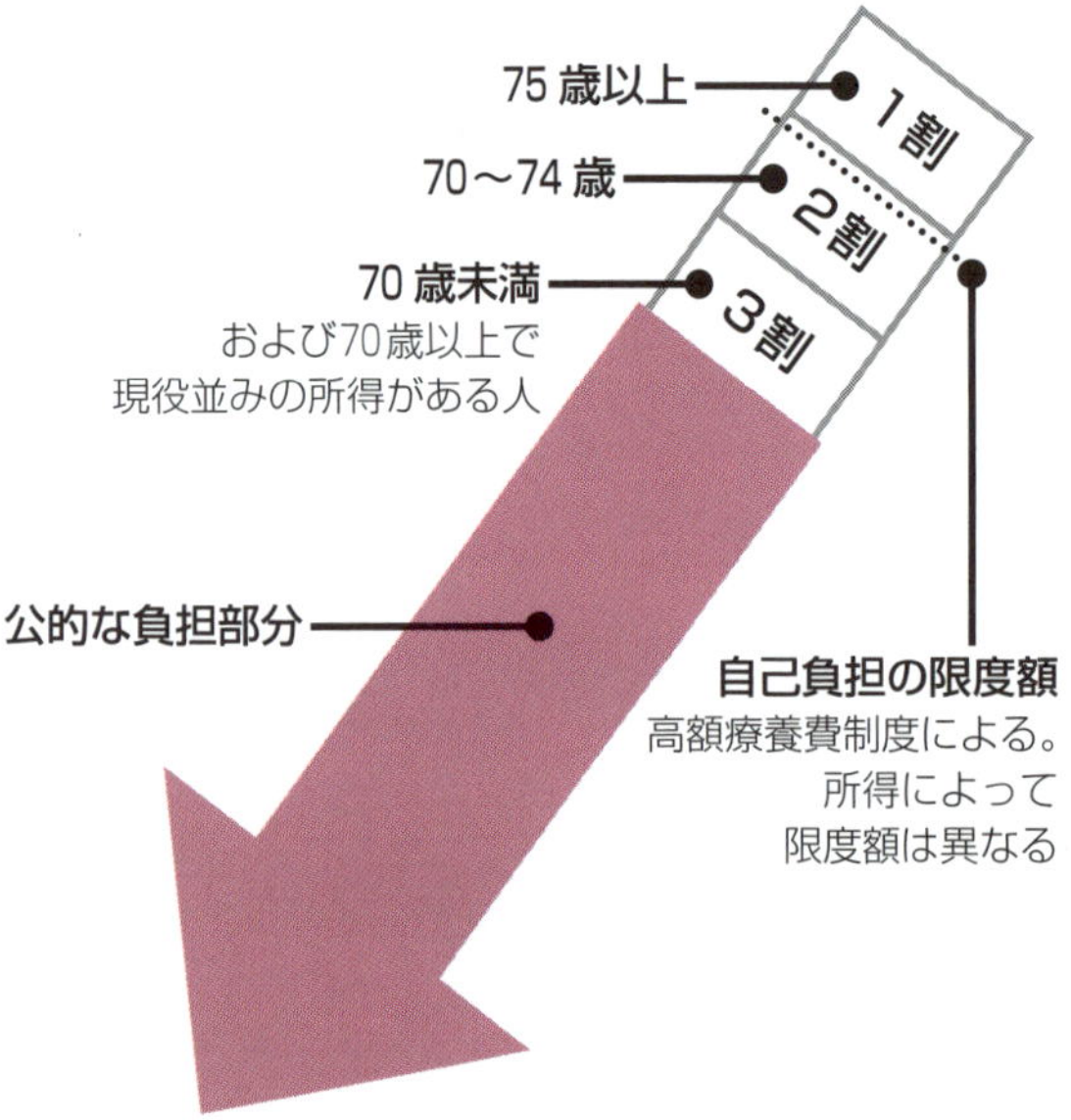
75歳以上
70〜74歳
70歳未満
および70歳以上で
現役並みの所得がある人
1割
2割
3割
公的な負担部分
自己負担の限度額
高額療養費制度による。
所得によって
限度額は異なる

4

前立腺がん治療の実際

さて、これからどんな治療がおこなわれていくのでしょう？
具体的な内容について、詳しくみていくことにしましょう。
各治療の特徴や進め方を理解しておけば、
治療方針が決めやすくなるだけでなく
実際に治療を受ける際の不安もやわらぐのではないでしょうか。

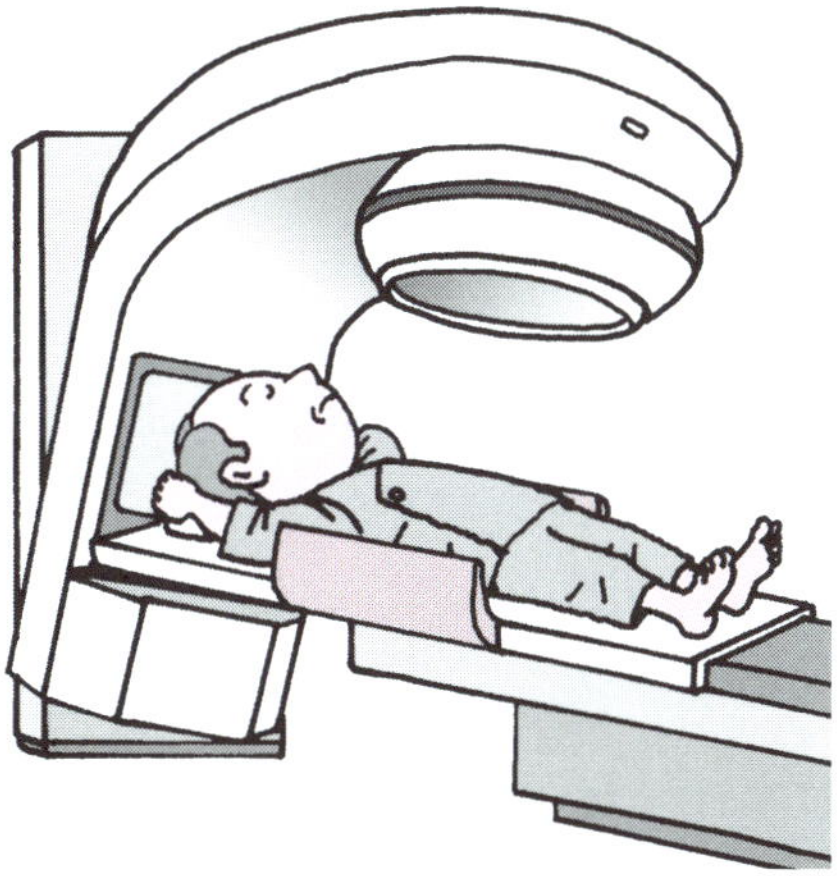

前立腺全摘除術①

前立腺を摘出して根治を目指す

手術は、前立腺がんの根治を目指しておこなわれます。がんが前立腺内にとどまっている限局がんで、患者さん自身の状態が良好な場合に選択可能な治療法です。

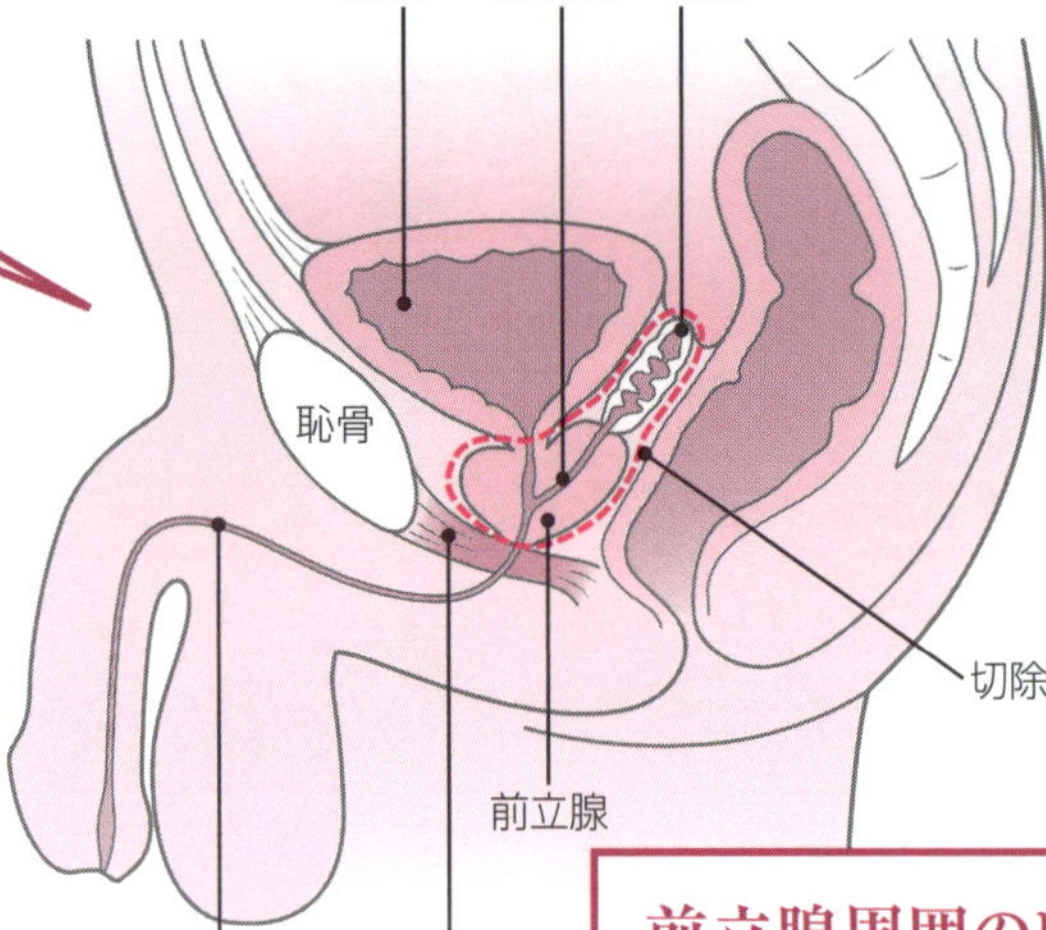

前立腺は丸ごと切除する

手術では「前立腺全摘除術」が実施されます。前立腺だけでなく、前立腺につながっている精嚢や射精管、膀胱頸部の一部、中間リスク以上であれば前立腺周囲のリンパ節を広めに切除するのが一般的です。

前立腺周囲のリンパ節も切除する

前立腺の近くにある所属リンパ節だけでなく、さらに広い範囲のリンパ節を切除する場合もあります。手術前の画像検査などで、「リンパ節転移なし」と診断されていても、術後の病理検査でリンパ節への転移が見つかることもあります（→61ページ）。

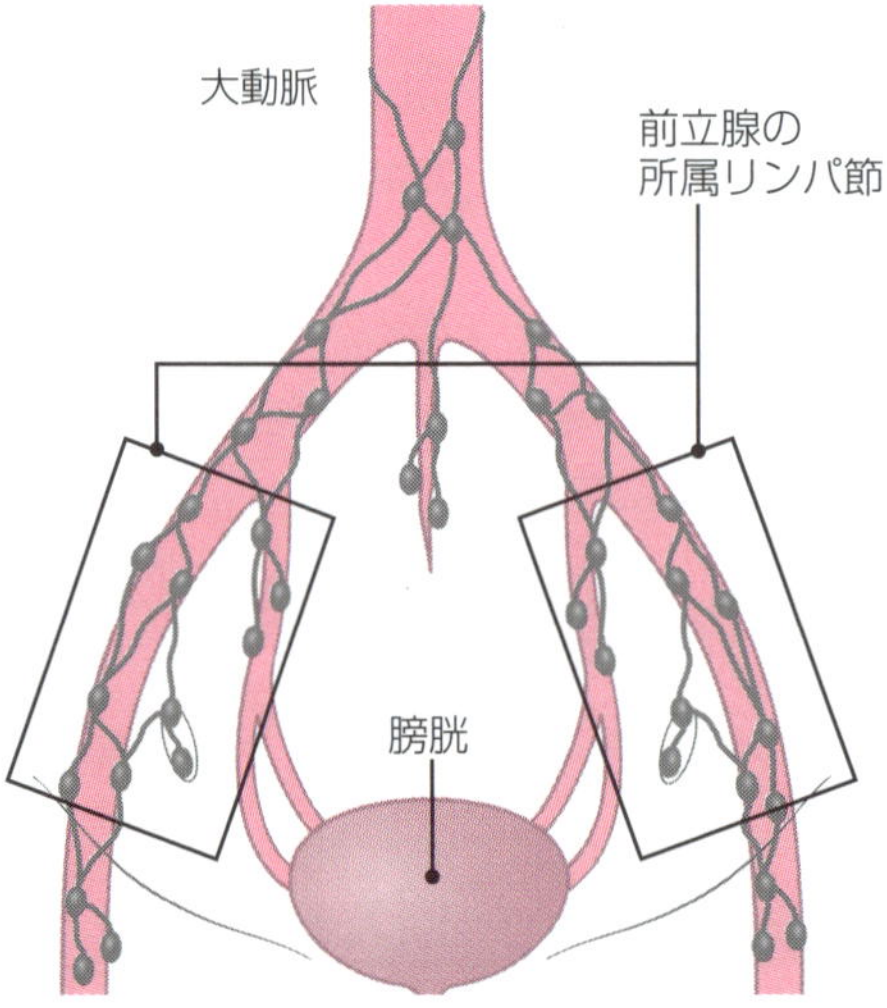

腫瘍が小さくても前立腺はすべて取り除く

がんのかたまり（腫瘍）が小さくても、手術では前立腺をすべて取り除きます。クルミ大の小さな臓器であるうえ、腫瘍の周囲にがん細胞が残っていることや病巣が多発している可能性もありますから、前立腺は全摘するのです。

　前立腺の組織を取り去るので、術後、PSAは激減します。「治った」という実感を得やすいのが、手術のメリットといえます。

　排尿や射精をコントロールする器官である前立腺がなくなるため、尿もれなどの排尿障害や、性機能障害が起きてくることは避けられません。ただ、尿もれの多くは一過性のものであり、前立腺肥大症がある場合は、治療後に排尿困難が起きやすい放射線治療法より、手術が向いています。また、性機能障害に対する治療法もあります（→92ページ）。

膀胱と尿道をつなぎ合わせる

　前立腺を取り除いたら、膀胱と尿道をつなぎます。自然に吸収される糸を使用するので、抜糸の必要はありません。

　術後、カテーテルを抜いたあとは、しばらく尿もれが起きやすくなります。ただ、外尿道括約筋は残っているので、徐々にコントロールできるようになります（→86ページ）。

手術前

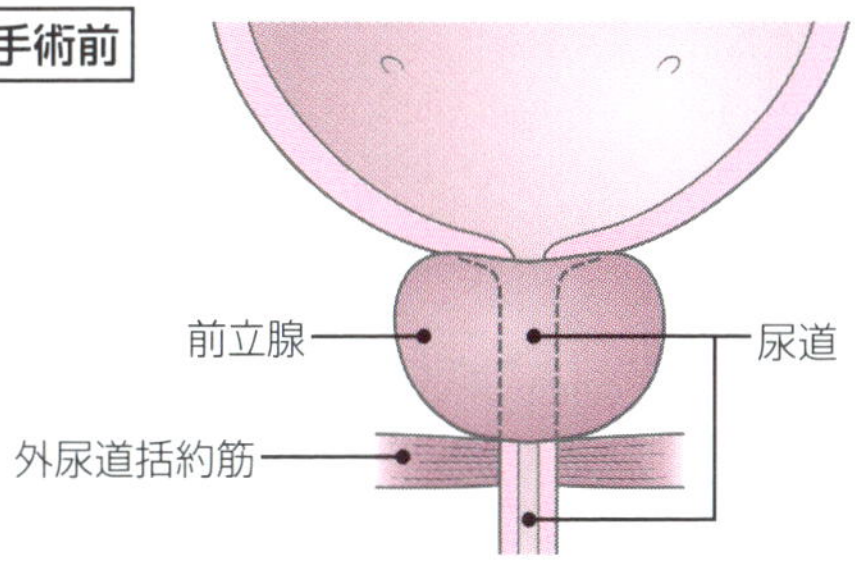

手術後

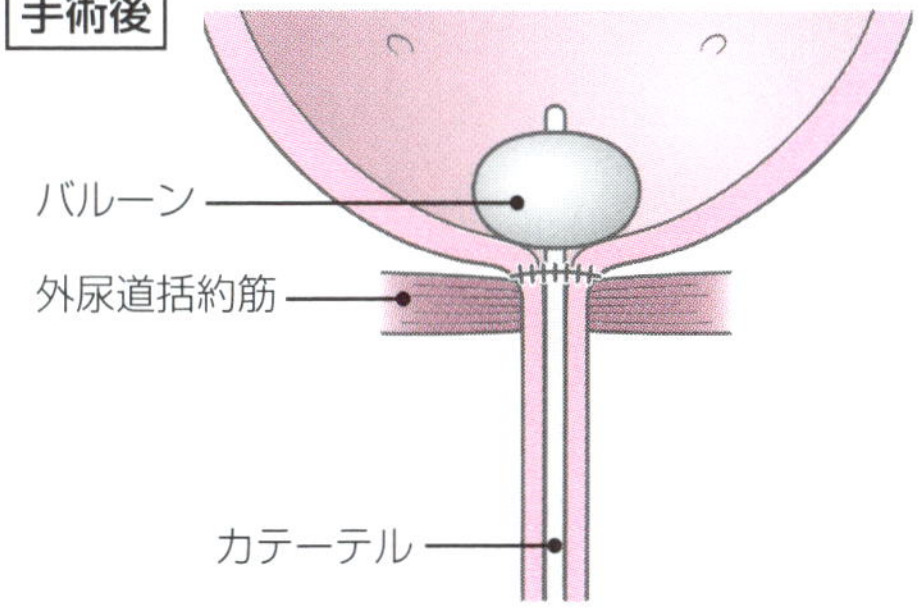

神経をどこまで残せるかはがんの状態しだい

　前立腺のすぐそばには、勃起にかかわる神経が通っています。性機能を残す必要がなければ前立腺とともに切除するのが一般的ですが、勃起障害が生じる危険性を減らすために、神経はできるかぎり残して手術する方法もあります（神経温存術）。

　ただし、がんが神経のそばにあれば、神経も残さず切除したほうがよいでしょう。

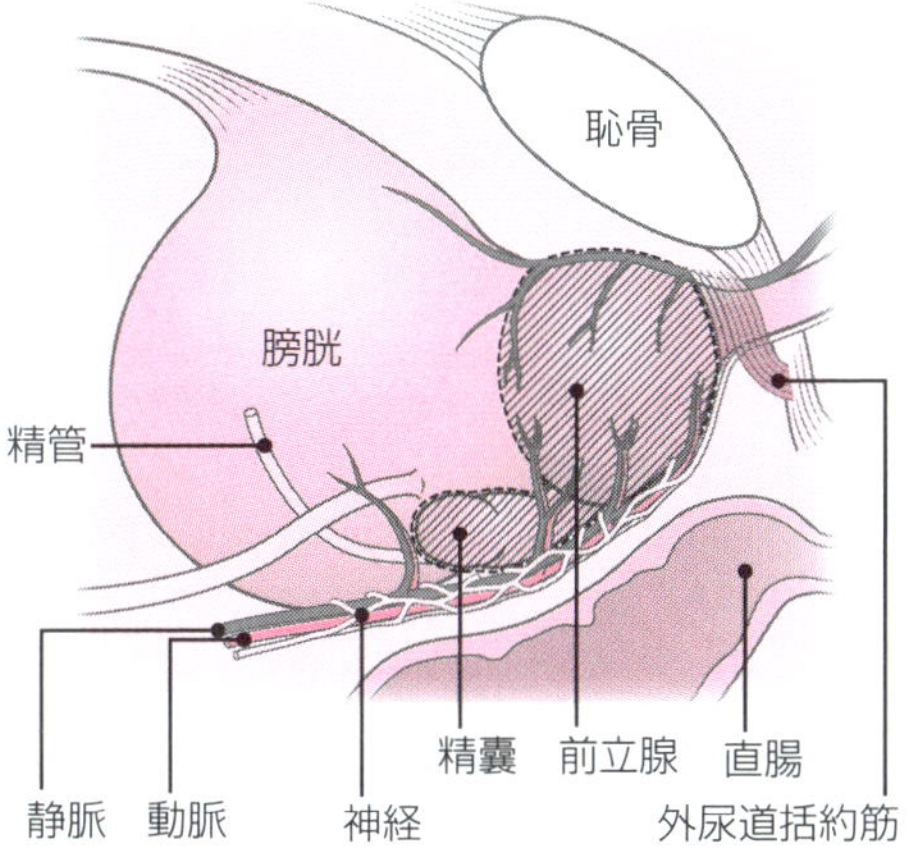

手術のしかたは大きく二つに分けられる

切除する範囲は同じでも、切除する方法は大きく二つ、あるいは三つに分けることができます。それぞれどのように手術を進めていくのか、その実際を確認しておきましょう。

スタンダードな開腹手術

体の表面を切開し、医師が自分の目で確認しながら手術を進めていきます。一般に開腹手術といわれますが、おなかではなく会陰部を切開する方法もあります。

恥骨後式《ちこつこうしき》

おへその下から恥骨にかけて15～20cm切開する。傷を小さく抑え（6～10cm程度）、手術器具といっしょに内視鏡を入れて手術する方法もある（小切開手術）

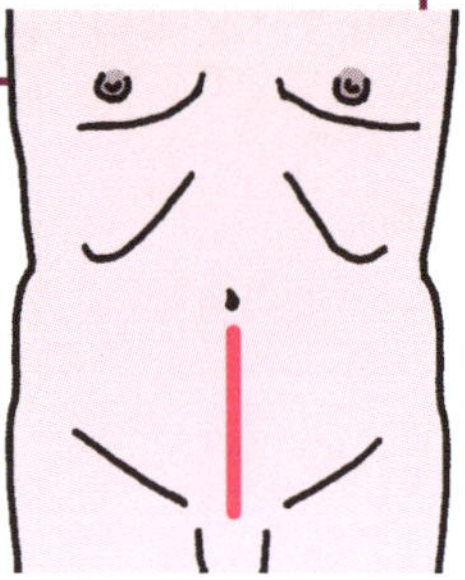

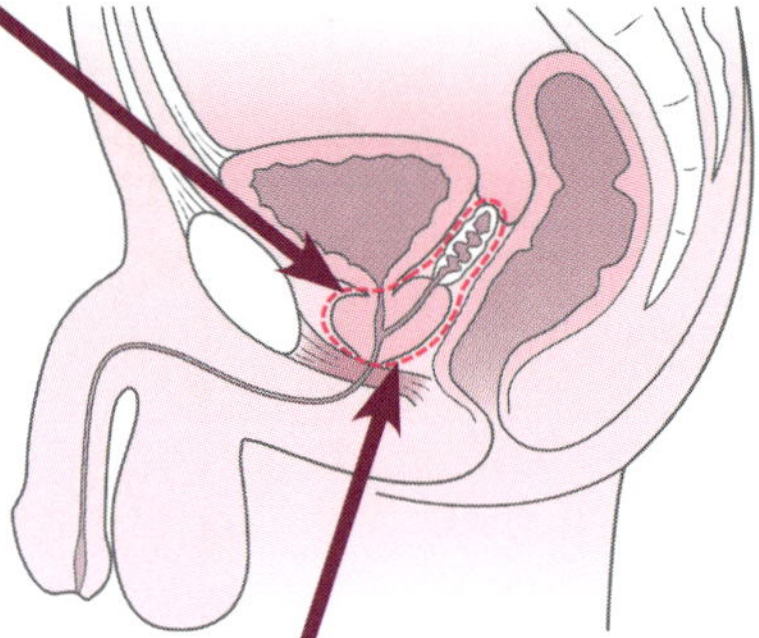

会陰式《えいんしき》

前立腺までの距離が近いため、傷は比較的小さく出血も少ないが、肥大した前立腺や広い範囲のリンパ節は切除しにくい

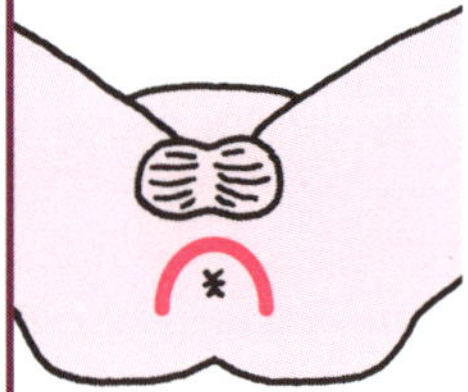

痛みは麻酔でコントロール

手術中は全身麻酔により意識がなくなるので、痛みは感じません。開腹手術は必ず硬膜外麻酔を併用しますが、腹腔鏡下手術やロボット手術は、全身麻酔のみのこともあります。

全身麻酔

麻酔薬を点滴したり、吸入したりする

硬膜《こうまく》外麻酔

脊髄を包む膜の外側に麻酔薬を注入し、脊髄やその周辺の神経を麻痺させる。術後の痛み止めにも用いられる

カテーテルを入れたままにしておき、効き方をみながら麻酔の量を調整する

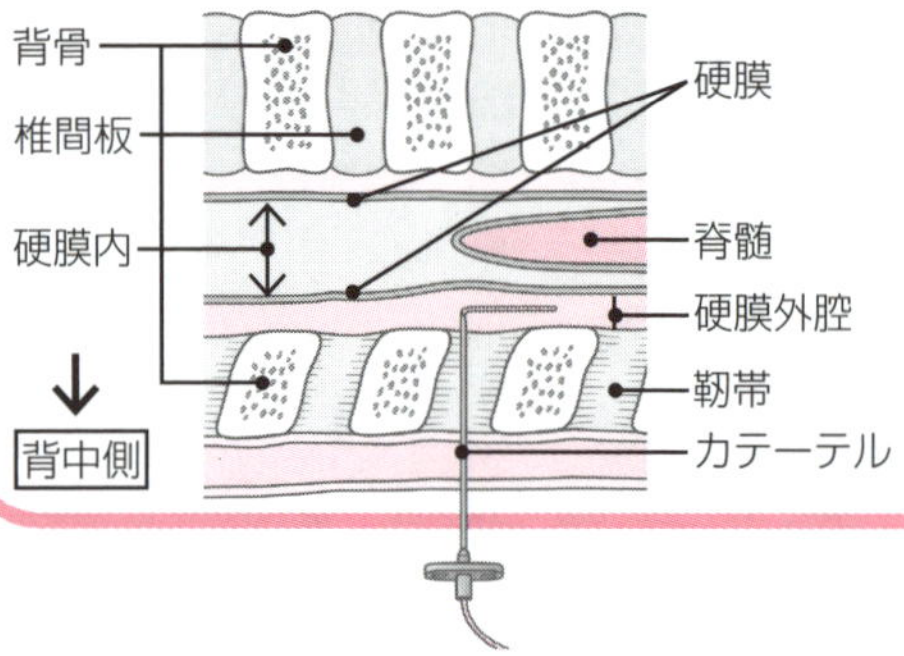
背骨
椎間板
硬膜内
背中側
硬膜
脊髄
硬膜外腔
靭帯
カテーテル

どの手術方法でも治療成績は同様

　前立腺がんの手術方法は、体の表面を切開しておこなう開腹手術と、おなかに開けた穴からカメラ（腹腔鏡）と器具を入れ、モニターに映し出された画像を確認しながらおこなう腹腔鏡下手術の二つに大別されます。

　近年増えている「ロボット支援前立腺全摘除術（ロボット支援手術）」は、ダビンチという手術支援ロボットを使いますが、手術の内容は腹腔鏡下手術と同様です。

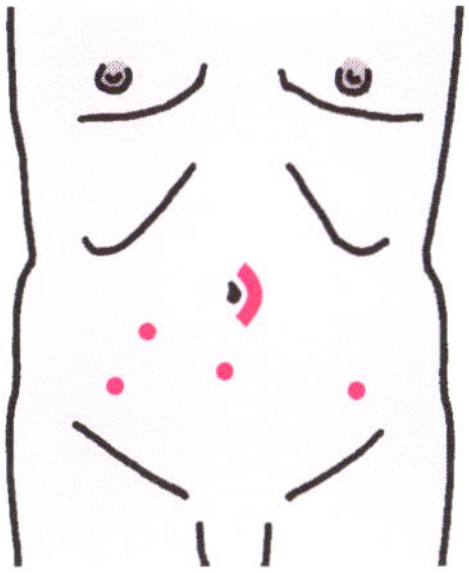

傷が小さい腹腔鏡下手術

　下腹部を５ヵ所ほど小さく切開した穴から、腹腔鏡や鉗子《かんし》を入れて手術します。傷が小さいことから体への負担は開腹手術より軽く、出血も少なめです。

　おなかの中の様子を拡大して確認できるので、神経温存術などの細かな手術にも適しています。

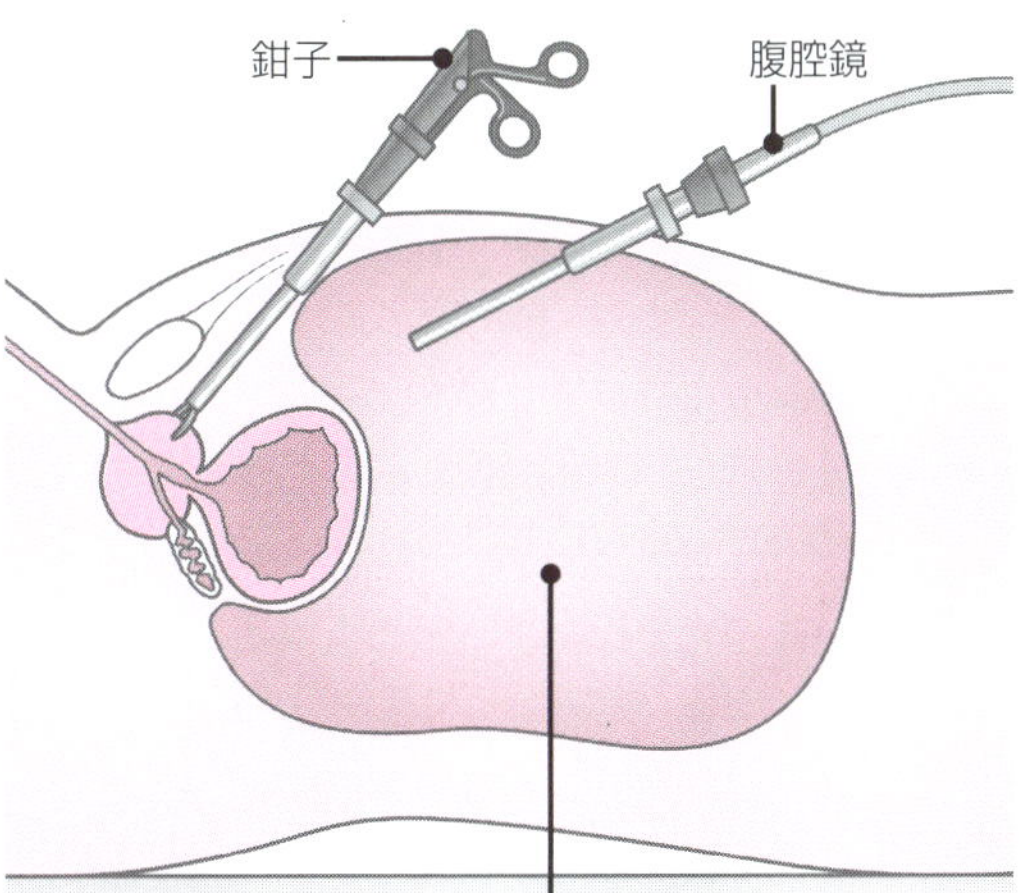

鉗子
腹腔鏡
手術操作をしやすくするために、おなかに二酸化炭素を入れてふくらませる

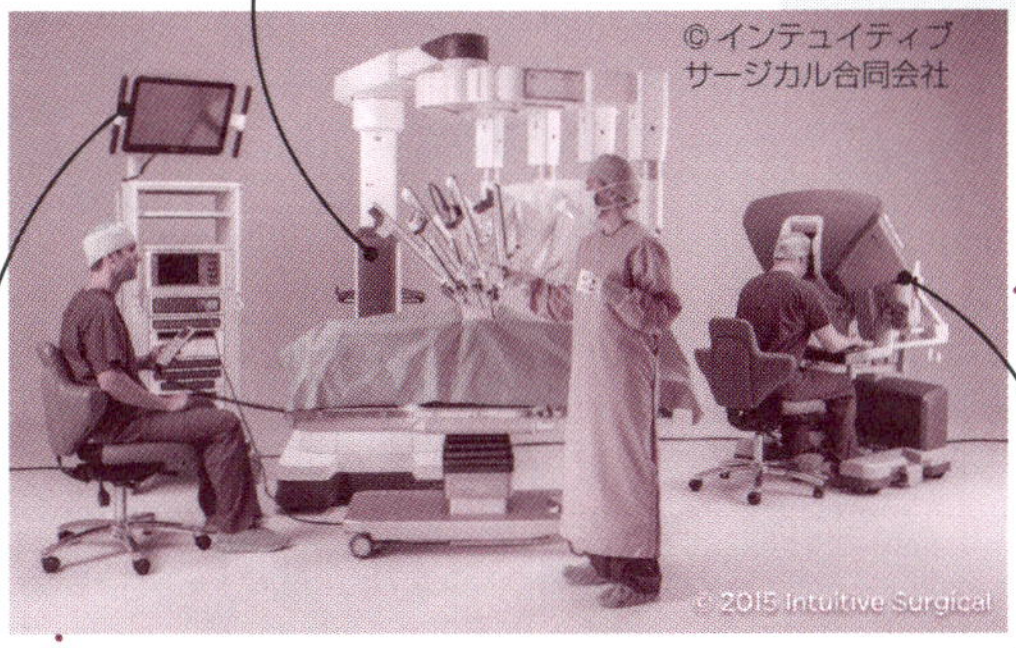

©インテュイティブ
サージカル合同会社
© 2015 Intuitive Surgical

ペイシェントカート
患者さんが横たわり、手術を受けるところ。鉗子やメスを装着した３本のロボットアームと、１本の腹腔鏡が患者さんのおなかに挿入され、手術がおこなわれる

ビジョンカート
医療スタッフの確認用モニター。腹腔鏡でとらえたおなかの中の映像が映し出される

サージョンコンソール
医師が遠隔操作をおこなうところ。医師はおなかの中の様子を画面で確認しながら、手元のコントローラーを操作し、その動きがロボットアームの動きに反映される

手術支援ロボット（ダビンチ）を使用する方法も

　ロボット支援前立腺全摘除術は、2012年に保険適用が始まった新しい手術方法です。腹腔鏡下手術と同様に、おなかに複数の穴をあけ、執刀医は腹腔鏡がとらえた三次元映像を見ながら遠隔操作。その手の動きをロボットアームで再現して手術がおこなわれます。

治療期間は病状や回復ぐあいで違う

入院して手術を受け、退院したら治療は終了という場合もありますが、切除した組織を調べた結果によっては、別の治療を追加することもあります。

各手術法の特徴

どの手術方法も治療成績に違いはありませんが、それぞれに特徴があります。また、医療機関・医師によって得意とする方法は異なります。そうした点も考慮しながら、どこでどんな治療を受けるのかを決めましょう。

回復が遅いようなら入院期間を延長することもある

手術法	特徴	手術時間	入院期間	手術にかかる費用
開腹手術	●恥骨後式はおなかを大きく開くので、リンパ節の切除などが確実かつ容易におこなえる ●傷が大きいため、出血量が多い ●小切開手術や会陰式を実施している医療機関は少ない	2～4時間	2週間程度	●いずれも保険の適用がある ●保険点数は、開腹手術、腹腔鏡下手術、ロボット支援手術の順に高くなるが、高額療養費制度が利用できるため、自己負担額は収入に応じて決められる上限を超えることはない ●手術代のほか、検査代や薬代、入院費用などがかかる
腹腔鏡下手術	●傷が小さく、出血量は少なめ ●開腹手術にくらべて術後の回復が早い ●医師の高度な技術を要する	3～6時間	1週間程度	
ロボット支援手術	●傷が小さく、出血量は少なめ ●開腹手術にくらべて術後の回復が早い ●手術支援ロボットの機器を導入している医療機関でしか受けられない	3～6時間	1週間程度	

再発のおそれがあれば治療はさらに続く

　低リスクの限局がんなら、手術だけでがんは残らず取り切れることが多いのですが、中間リスクや高リスクのがんの場合、目には見えないがん細胞が体内に残り、再発の原因になってしまうことがあります。

　残ったがん細胞が増殖を始めれば、「再発」という事態が起きてきます。再発のおそれがあれば、手術後、追加の治療も考えます。

　再発の危険性が低ければ、前立腺がんの治療は手術で終了です。ただし、しばらくは術後の定期検診が必要です。

手術後に追加治療をおこなうことも

　手術で切除した組織を調べた結果、再発の危険性が高いと考えられる場合には、手術後に、ホルモン療法や放射線療法を追加することもあります。

手術前の準備
全身の健康状態のチェック。
開腹手術の場合は、大量出血があったときに自己輸血できるよう、事前に血液を採取して保存しておくことも

↓

入院・手術
手術日の１～２日前に入院。
手術後、病理検査の結果などから今後の方針について決める。
傷や排尿の状態などを確認し、順調に回復していれば予定どおりに退院

↓

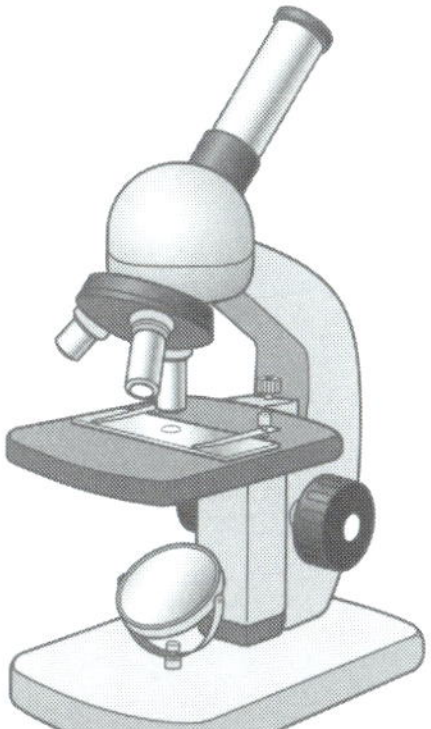

病理検査
手術で切除した組織を顕微鏡でよく調べる。切除した断端やリンパ節にがん細胞が見られた場合は、追加治療を検討する

↓

再発のリスクが低い場合
定期的に通院し、PSA 値を確認
（→ 96 ページ）

再発のリスクが高い場合
放射線療法（外照射療法）を受けたり、ホルモン療法を始めたりする
（→ 62、70 ページ）

放射線療法①

目的や照射方法はいろいろ。ホルモン療法との併用も

放射線療法は、低リスクの前立腺がんから骨転移のある前立腺がんまで、幅広く活用される治療法です。どんな目的でおこなうのかによって、具体的な方法や治療の進め方は変わります。

内からも外からも攻撃可能

前立腺がんに対する放射線療法は、大きく2つに分かれます。どちらかを単独でおこなうだけでなく、2つの方法を併用することもあります。

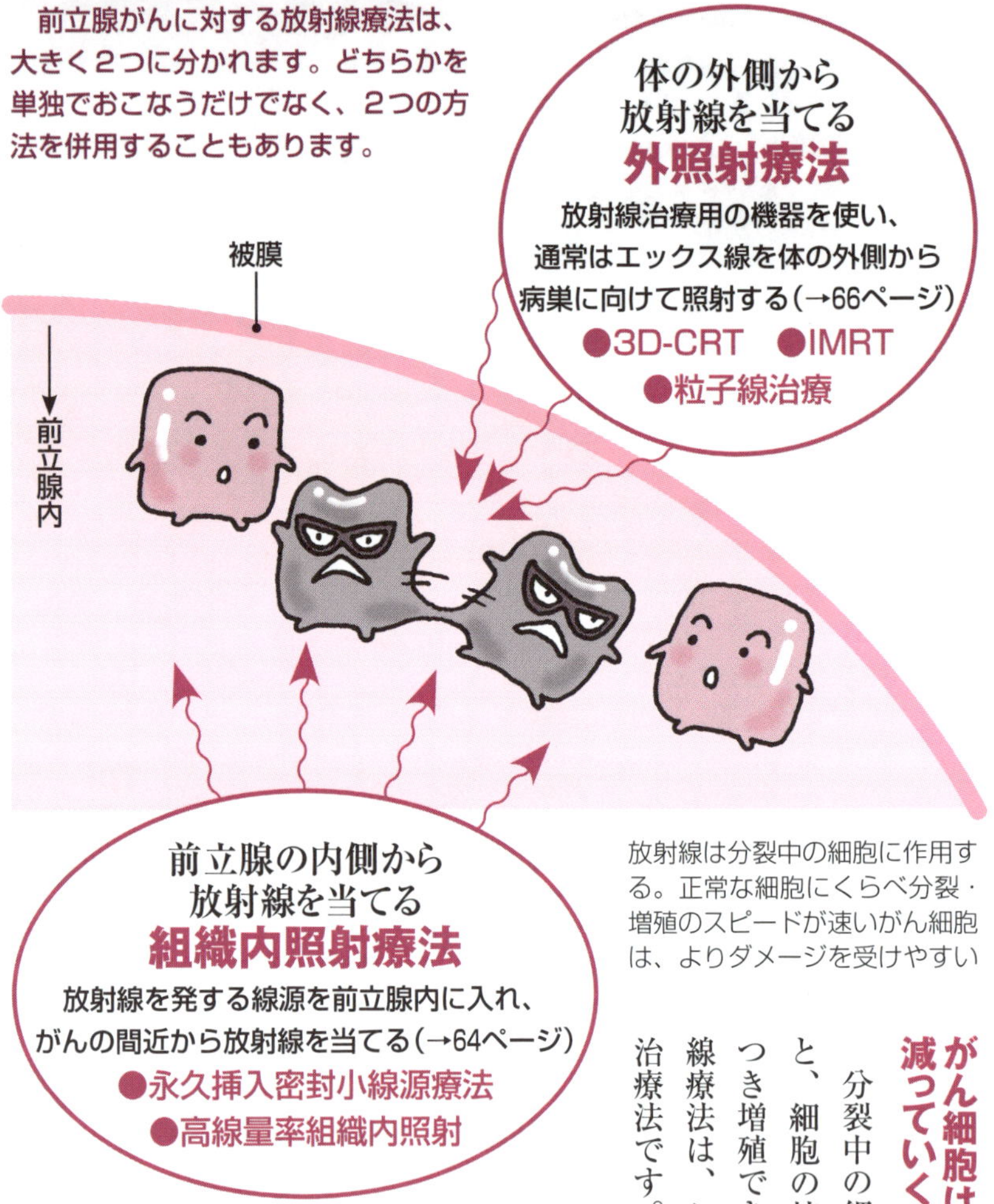

体の外側から
放射線を当てる
外照射療法
放射線治療用の機器を使い、
通常はエックス線を体の外側から
病巣に向けて照射する(→66ページ)
●3D-CRT　●IMRT
●粒子線治療
被膜
前立腺内
前立腺の内側から
放射線を当てる
組織内照射療法
放射線を発する線源を前立腺内に入れ、
がんの間近から放射線を当てる(→64ページ)
●永久挿入密封小線源療法
●高線量率組織内照射

放射線は分裂中の細胞に作用する。正常な細胞にくらべ分裂・増殖のスピードが速いがん細胞は、よりダメージを受けやすい

がん細胞は徐々に減っていく

分裂中の細胞に放射線が当たると、細胞の核内にあるDNAが傷つき増殖できなくなります。放射線療法は、このしくみを利用した治療法です。正常な組織への影響をできるだけ避けるために、さまざまな照射方法が開発されています。

限局がんに対しては、手術と同等の治療効果が認められています。ただ、手術のように一度にがんが取り除かれるわけではないので、PSA

さまざまな場面で出番がある

前立腺がんに対する放射線療法は、目的も照射方法も多様です。単独でおこなう場合もあれば、異なる照射方法、治療法を組み合わせることもあります。

がんの状態、患者さんの状態をみながら、目的に合った方法を選択します。

▼がんの状態

早期

進行

根治を目指す

限局がんなら根治を目指せます。低リスクなら小線源療法だけで根治が望めます。

中間リスク以上であれば、異なる照射方法やホルモン療法を併用することがあります。ただし､治療の負担が大きくなるため、慎重な判断が必要です。

▼組み合わせの例

内照射 ⇔ 外照射

ホルモン療法 ⇒ 外照射／内照射 ⇒ ホルモン療法

手術 ⇒ 放射線療法

痛みをやわらげるために

進行した前立腺がんで起きやすい骨転移は、強い痛みを引き起こすことがあります。転移した箇所が限られていれば、そこに放射線を当てることで､痛みの緩和が期待できます。

手術後に再発したがんの治療に

手術後、再発が疑われる場合は、前立腺があったところに放射線を当てることがあります。

放射線療法後に再発した場合は、再度、放射線を照射することはできません。ホルモン療法などで対応していきます（→ 98 ページ）。

値の下がり方はゆるやかです。

また、体への負担が軽いというイメージがあるかもしれませんが、一概に「軽い」とは言い切れません。治療に伴う合併症もある点は、留意しておきましょう（→90ページ）。

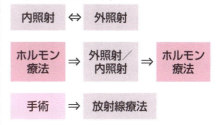

放射線療法②

内照射は組織に線源を埋め込む方法が主流

組織内照射療法は根治を目指す場合の治療法です。二つの方法がありますが、よくおこなわれているのは、小さな線源を前立腺内に入れたままにする「小線源療法」です。

線源を埋め込んだままにする永久挿入密封小線源療法

比較的弱めの放射線を出す小さな線源を、前立腺内に埋め込む方法です。放射線量は徐々に少なくなりますが、線源は取り出さず埋めたままにしておきます。

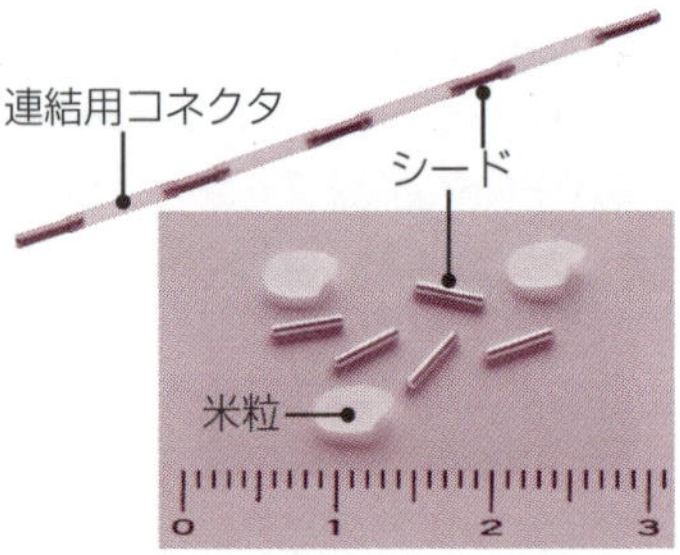

ヨウ素125が密封されたシード線源。その名のとおり種（シード）のように小さい。数本ずつ連結されている

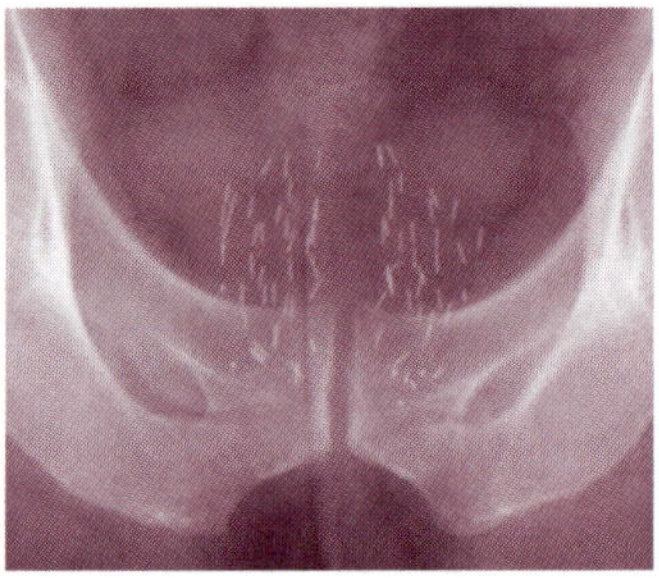

60～120本程度のシード線源が、前立腺に埋め込まれる

（写真提供　株式会社メディコン）

入院し、線源を埋め込むための手術を受ける

腰椎麻酔をしたあと、会陰部から前立腺内に十数本の針を刺し、その針の中を通してシード線源を前立腺内に埋め込んでいきます。手術自体は１時間程度で終わりますが、３～４日ほど入院します。

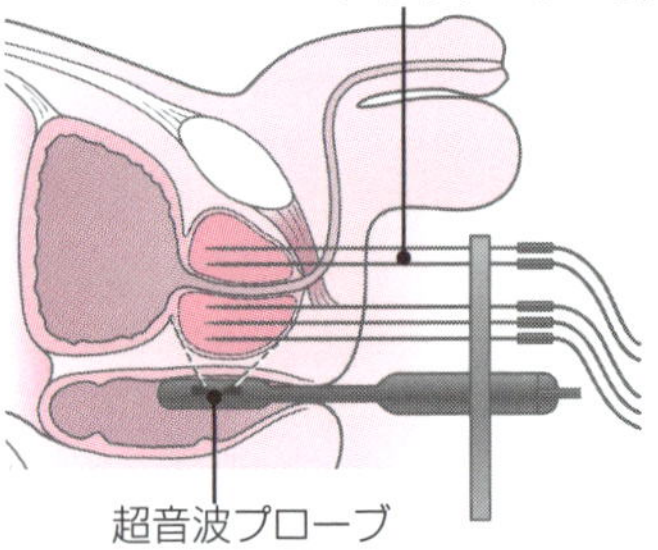

長い針を１本１本刺し込み、この針を通して線源を埋め込んでいく

線源を埋め込んだまま、通常の生活を送る

退院後は３ヵ月に１回PSA値をチェックしていきます。シード線源が出す放射線量は60日ごとに半減。１年後にはほとんど放射線を出さなくなります。

がんの状態によっては、外照射を追加することも

高リスクのがんや、中間リスクでも再発リスクが高めと考えられる場合には、通院による外照射療法を追加します。

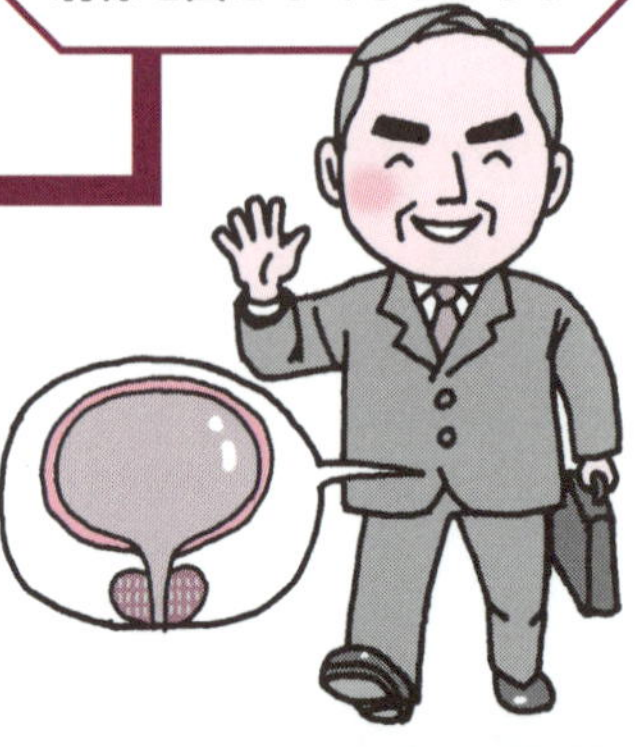

効率よくがんを攻撃できる

内照射は前立腺の中に線源を置き、病巣のすぐそばから放射線を照射する方法です。皮膚やほかの臓器を通らず、前立腺内のがん細胞に直接放射線を届けられるため、外側から照射するより周囲の臓器に及ぼす影響は少なく、効率的にがんを攻撃できます。

日本では小線源療法が主流ですが、より高線量の放射線を照射できる高線量率組織内照射を使い分けて実施する医療機関もあります。

一時的に線源を留置する高線量率組織内照射

イリジウム192という強めの放射線を出す線源を用います。高線量の放射線を照射できるため、局所進行がんに対しておこなわれることもあります。

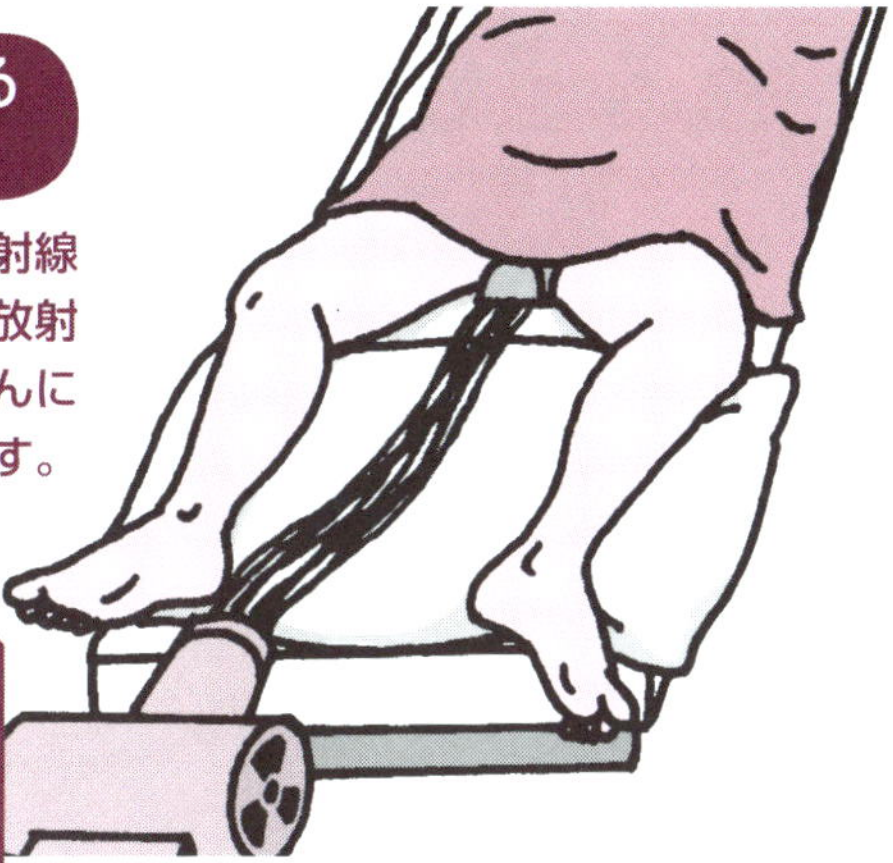

照射をすべて終えるまで、アプリケーター針は会陰部に刺しっぱなし。硬膜外麻酔（→58ページ）で痛みはコントロールされるが、立ち上がったり、寝返りを打ったりできない

照射を受けるために入院

硬膜外麻酔をしたうえで、小線源療法で用いるものに似たアプリケーター針を刺し、そこからカプセル状の線源を入れて放射線を照射します。

線源はコンピュータ管理で瞬間的に出し入れします。これを入院中に数回、くり返します。

外部照射を追加することも

再発のリスクが高ければ、退院後、通院による外照射療法を追加します。

家族が被《ひ》曝《ばく》する心配はない

小線源療法で埋め込んだ線源が発する放射線は、ほとんどが前立腺内で吸収されてしまうので、患者さんのそばにいる人が被曝する心配はまずありません。

ただ、念のため埋め込み後一～二ヵ月間は、乳幼児を長時間ひざに乗せたり、妊婦さんの間近で長時間過ごしたりするようなことは避けましょう。

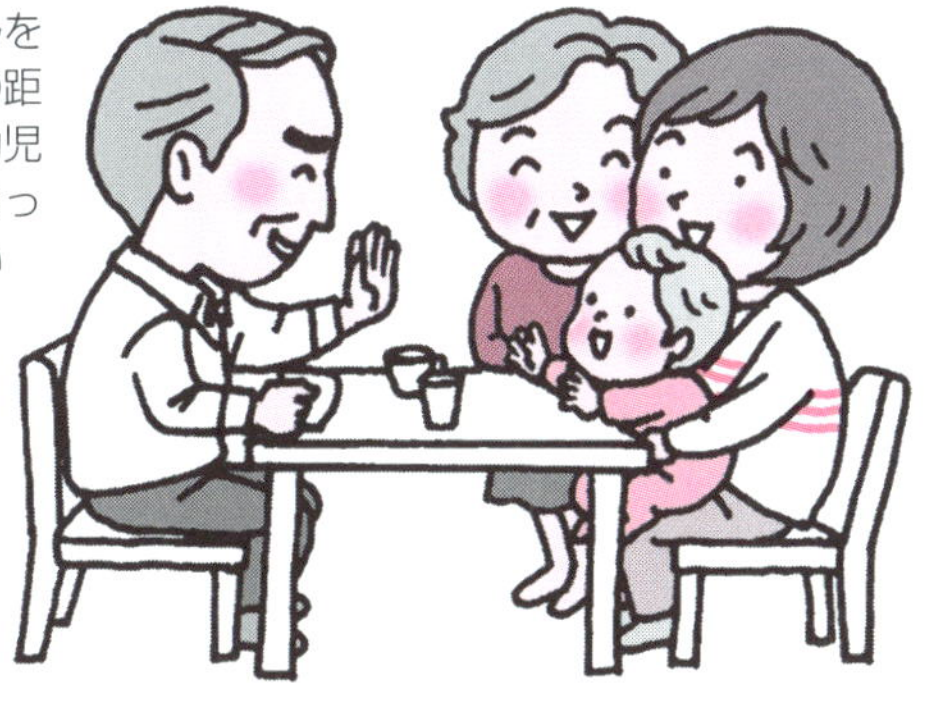

同じテーブルを囲むくらいの距離なら、乳幼児との接触もまったく問題ない

放射線療法③

外側からでも的を絞った照射が可能になっている

外照射療法の場合、前立腺だけでなくまわりの組織にも放射線が当たってしまいます。ただ、治療装置の進化により、正常な組織への影響は抑えられるようになってきています。

外照射療法の進め方

外照射は、通常入院はせず、外来でおこなわれます。週５日のペースで２ヵ月ほどの通院が必要です。

治療計画を立てる

あらかじめ画像検査で前立腺の形や大きさ、がんの形や位置などを把握し、病巣に最も効率よく放射線が当たるよう、照射方向や角度が決められます。

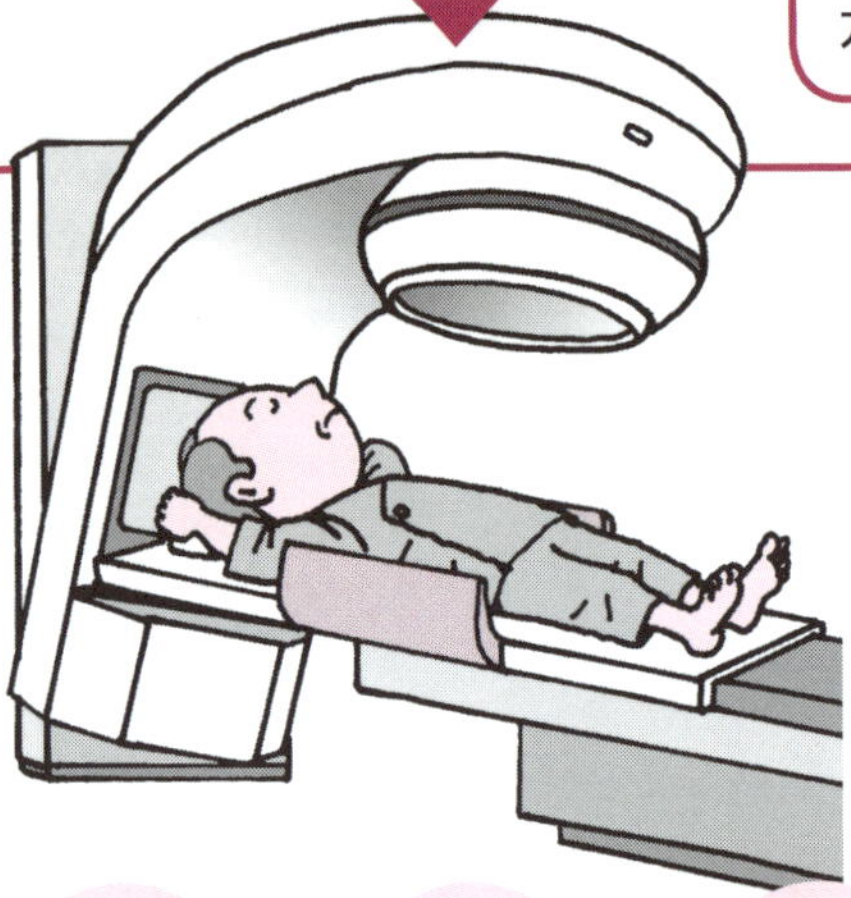

毎日少しずつ照射を受ける

一度に大量の放射線を当てると、がんだけでなく正常な細胞へのダメージも大きくなるため、毎日少しずつ照射していきます。

１回の照射にかかる時間は計 15 ～ 30 分程度です。

1回2グレイ × 週5日 × 7～8週間 ⇒ 合計70～80グレイ程度

照射法の進化で正常な組織への影響は減った

外照射を受けるとき、患者さんは治療機器の上に横たわっているだけで済み、痛みもありません。

ただ、体の外側から照射するため、前立腺以外のところもダメージを受けるおそれがあります。これをできるだけ避けるために、近年は照射する放射線の方向や角度、強さなどを調整し、前立腺に集中させる工夫が進んでいます。

高リスクの患者さんの場合は、原則としてホルモン療法を併用します。ホルモン療法を放射線照射開始前におこない、照射終了後も、必要に応じてホルモン療法を追加することになります。

的を絞って合併症を減らす

多くの医療機関で、3D-CRT には高エネルギーのエックス線を多方向から照射できるリニアック（直線加速器）という装置が使われます。IMRT には専用のコンピュータが必要ですが、照射自体はリニアックが使用されます。

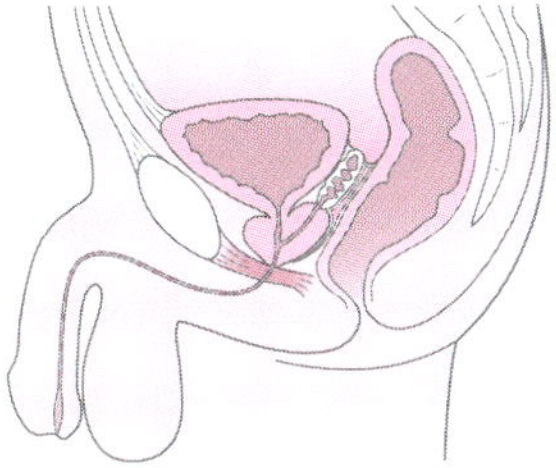
膀胱や直腸が傷つくと合併症が生じやすくなる

3D-CRT（三次元原体照射）

CT、MRI、PET などの画像をコンピュータで解析し、前立腺や周囲の組織を立体的に再現します。その情報をもとに、前立腺や精嚢にターゲットを絞って照射をおこなう方法です。

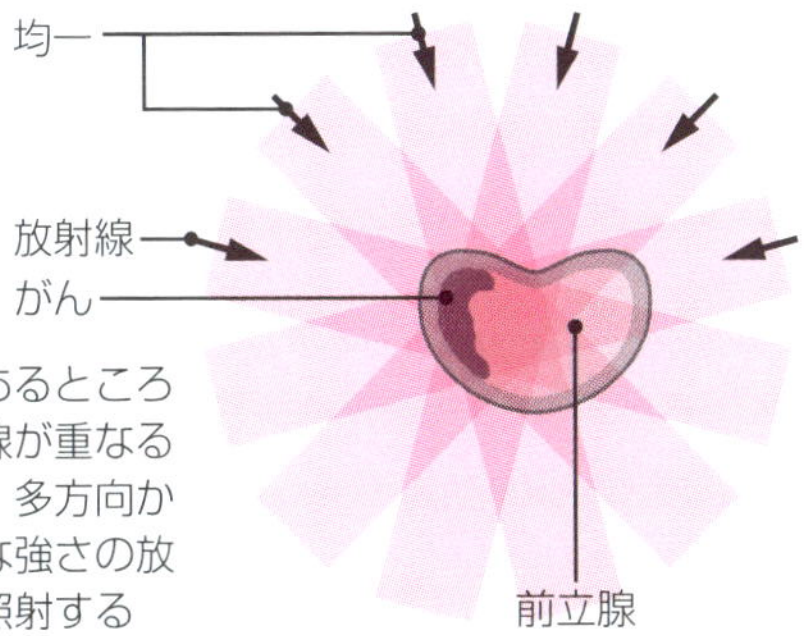
均一
放射線
がん
前立腺
病巣があるところに放射線が重なるように、多方向から均一な強さの放射線を照射する

IMRT（強度変調放射線治療）

ターゲットを絞るという点では 3D-CRT と同じですが、専用のコンピュータを使い、照射する放射線の強度を細かく調整しながら照射をおこなう方法です。

「トモセラピー」というIMRT専用の治療機器もあります。

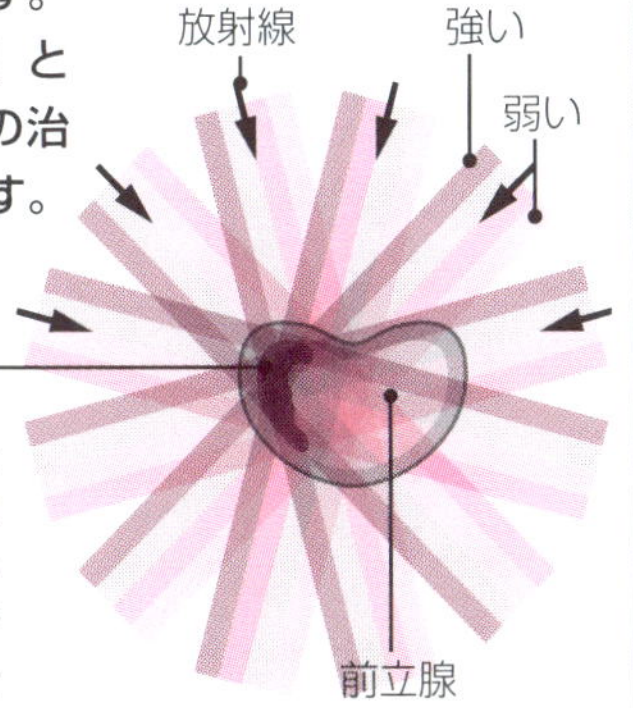
放射線
強い
弱い
がん
前立腺
周囲の組織に当たる線量はより少なく、病巣に当てる線量はより高くできるようになった

粒子線治療は高性能だが自己負担額も高い

粒子線治療は、重粒子線や陽子線を用いる放射線療法です。体の深部にあるがんにエネルギーを集中させられるため、周囲の臓器への影響を最小限に抑えられます。

ただ、粒子線治療には大規模な設備が必要で、実施している医療機関は全国で十数ヵ所にとどまります。高度先進医療とされ、保険が適用されないため、およそ三〇〇万円の治療費の全額を自費で負担することも必要です。

▼各放射線の線量の変化

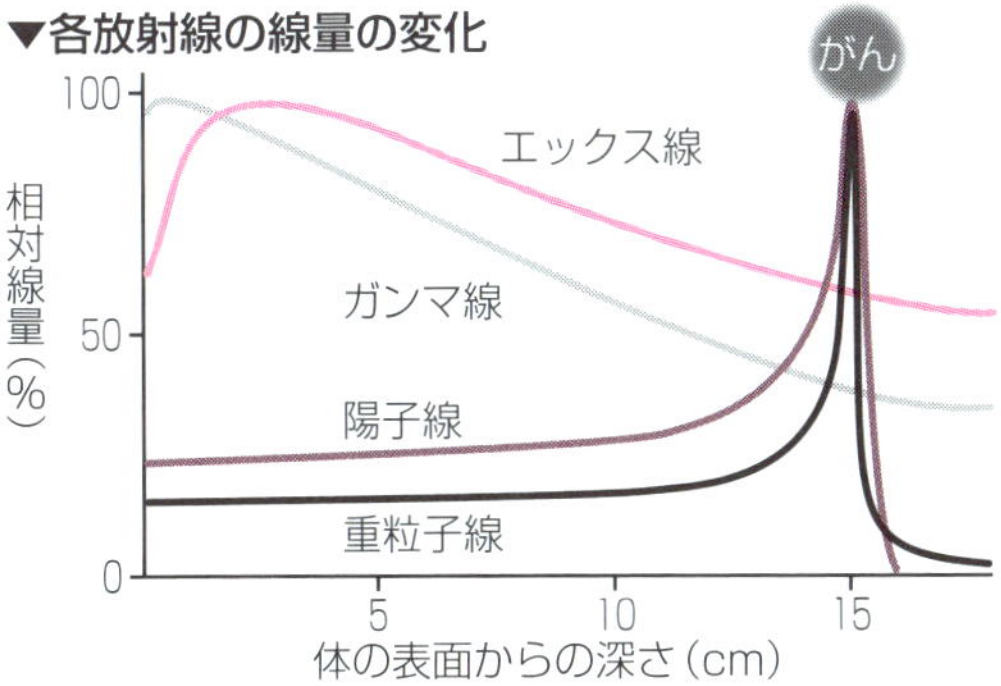
がん
100
50
0
相対線量（%）
エックス線
ガンマ線
陽子線
重粒子線
5
10
15
体の表面からの深さ（cm）

（グラフは放射線医学総合研究所資料による）

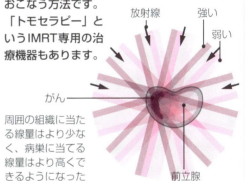

ホルモン療法①

進行・転移していたらホルモン療法を検討する

ホルモン療法は、男性ホルモンの分泌や働きを抑える治療法です。男性機能に深くかかわる男性ホルモンには、前立腺がんの増殖を促すという面があるからです。

各種の薬が一連の流れを邪魔する

ホルモン療法に使われる薬の作用のしかたはいろいろです。男性ホルモンにはいくつかの種類があり、アンドロゲンと総称されます。なかでも作用の強いテストステロンは脳の指令を受け精巣から分泌されます。副腎も少量ですがアンドロゲンを分泌しています。

▼男性ホルモン分泌の流れ

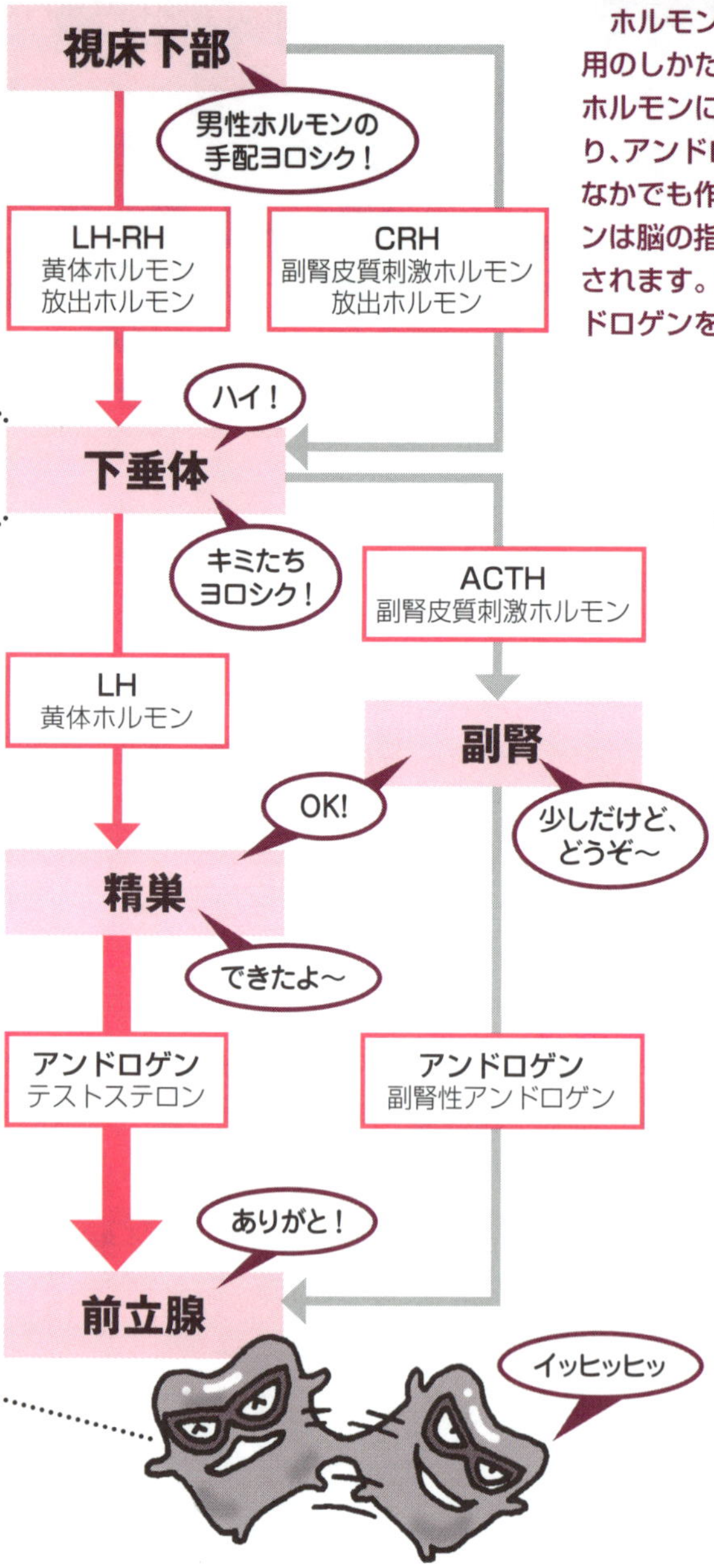

視床下部
男性ホルモンの手配ヨロシク！
LH-RH
黄体ホルモン放出ホルモン
CRH
副腎皮質刺激ホルモン放出ホルモン
ハイ！
下垂体
キミたちヨロシク！
ACTH
副腎皮質刺激ホルモン
LH
黄体ホルモン
副腎
OK!
少しだけど、どうぞ～
精巣
できたよ～
アンドロゲン
テストステロン
アンドロゲン
副腎性アンドロゲン
ありがと！
前立腺
イッヒッヒッ

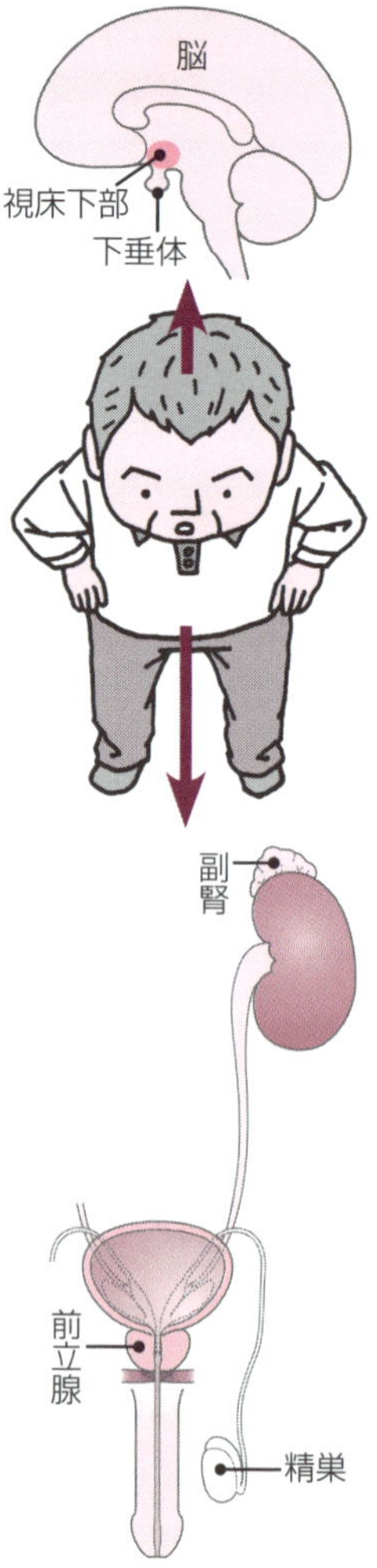

脳
視床下部
下垂体
副腎
前立腺
精巣

前立腺がんの勢いを弱めるための治療法

手術や放射線療法で根治がむずかしい場合は、ホルモン療法で男性ホルモンの分泌や働きを抑え、がんの勢いを弱めることを考えます。前立腺のがん細胞にはアンドロゲン受容体があり、ここに男性ホルモンが結合すると増殖が促されるからです。

精巣を切除する去勢手術を受ければ、男性ホルモンの大半は分泌されなくなります。しかし、手術には抵抗感が強い患者さんも多く、現在は薬を用いたホルモン療法をおこなう人が大半です。

▼ホルモン療法に使われる基本的な薬

種類		薬剤名（カッコ内は主な商品名）	使い方
LH-RHアゴニスト		リュープロレリン塩酸塩（リュープリン） ゴセレリン酢酸塩（ゾラデックス）	1ヵ月に1回、または3〜6ヵ月に1回、おなかなどに注射する
LH-RHアンタゴニスト		デガレリクス酢酸塩（ゴナックス）	1ヵ月に1回、おなかなどに注射する
抗アンドロゲン薬	ステロイド性	酢酸クロルマジノン（プロスタール）	飲み薬。1日1〜3回内服
	非ステロイド性	フルタミド（オダイン） ビカルタミド（カソデックス）	

初回の治療の効果が低下してきた場合に用いられる薬については、72ページを参照

LH-RH アゴニストはここに効く！

LH-RH によく似た構造をもつ薬です。下垂体が刺激され、一時的に LH が過剰に分泌されますが、この状態が続くうちに下垂体が反応しなくなります。LH の分泌が止まり、精巣からの男性ホルモンの分泌も止まります。

ねえねえ、わかった？ねえ！わかった？ねえねえねえ

うるさいから無視しよう……（下垂体）

LH-RHアンタゴニストはここに効く！

LH-RH が下垂体に取り込まれるのを防ぐ薬です。視床下部からの指令が届かないので、下垂体が精巣に働きかけなくなり、男性ホルモンの分泌が止まります。

下垂体さんのかわりに LH-RH をお預かりします！

抗アンドロゲン薬はここに効く！

がん細胞がもつ男性ホルモンの受容体にくっつき、がん細胞が男性ホルモンを受け取れないようにしてしまいます。

私が先におじゃましております〜

ホルモン療法②

数種類の薬やほかの治療法を併用することも

ホルモン療法は、それだけでがんを根絶させる力はありません。しかし、がんの増殖を抑え、進行を防ぐことはできますので、元気に過ごせる時間を長くする効果は期待できます。

ホルモン療法を受ける状況はいろいろ

ホルモン療法は、根治を目指す治療の補助的な役割を期待しておこなう場合と、転移があるなど、根治的な治療はむずかしいときのメインの治療法としておこなう場合があります。

がんを根治させたい！

中間リスク以上で根治を目指す場合、放射線療法前に3～6ヵ月ほど、放射線療法が完了したあとにも数年間ホルモン療法を続けることで、再発の危険性は減らせます。

転移が見つかったから…

診断時に転移がんだった、手術後の病理検査でリンパ節転移があることがわかった、手術や放射線療法後、再発・転移したという人は、ホルモン療法を中心に治療します。

再発の疑いがあるから…

手術や放射線療法を受けたあと、PSA 値が再び高くなってきたら明らかな転移はなくてもホルモン療法を始めることがあります（→ 98 ページ）。

高齢で根治的な治療はむずかしい…

中間リスク以上なら転移がない段階でホルモン療法を始めることも。ただし、ホルモン療法には骨量を減らすなどといったデメリットもあるので、慎重な検討が必要です（→ 53 ページ）。

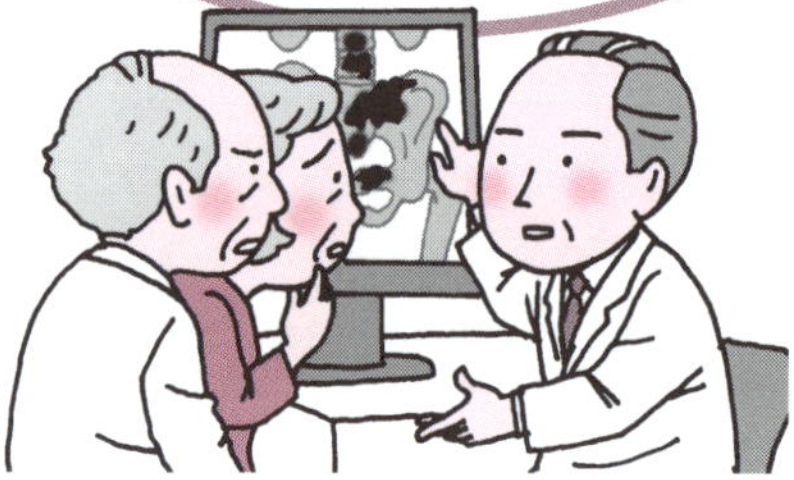

転移がんの治療はホルモン療法が中心

目的は「元気に過ごせる時間」を長くすること

がんの根治がむずかしいと考えられる場合、ホルモン療法は中心的な治療法になります。一方で、ホルモンの分泌をほぼ完全に止めてしまうことの弊害もあります。骨の状態などに注意しながら治療していくことが必要です（↓94ページ）。

ホルモン療法による弊害を避けるために、PSA値が下がってきたら休薬し、上がってきたら再開する「間欠《かんけつ》療法」も試みられています。転移がある人にはすすめられませんが、明らかな転移がなければ試してみてもよいでしょう。

薬の組み合わせ方もいろいろ

基本となるのは２種の注射薬のいずれかですが、飲み薬を併用したり、転移がんの場合には抗がん剤を併用したりすることもあります。

基本は注射薬

LH-RH アゴニスト

LH-RH アンタゴニスト

どちらも精巣からの男性ホルモンの分泌を止めますが、LH-RH アゴニストは、使用開始後、一時的に男性ホルモンの分泌量が増えます（→ 69 ページ）。がんの進行・転移による症状がある人は症状が悪化することもあるので、LH-RH アンタゴニストを使用するか、LH-RH アゴニストを使うなら抗アンドロゲン薬と併用します。

飲み薬を併用することも

抗アンドロゲン薬

注射薬と飲み薬を併用すれば、男性ホルモンの作用を最大限に減らすことが可能です。CAB 療法（コンバインド・アンドロゲン・ブロッケイド療法）と呼ばれ、LH-RH アゴニストだけでなく LH-RH アンタゴニストと併用することもあります。

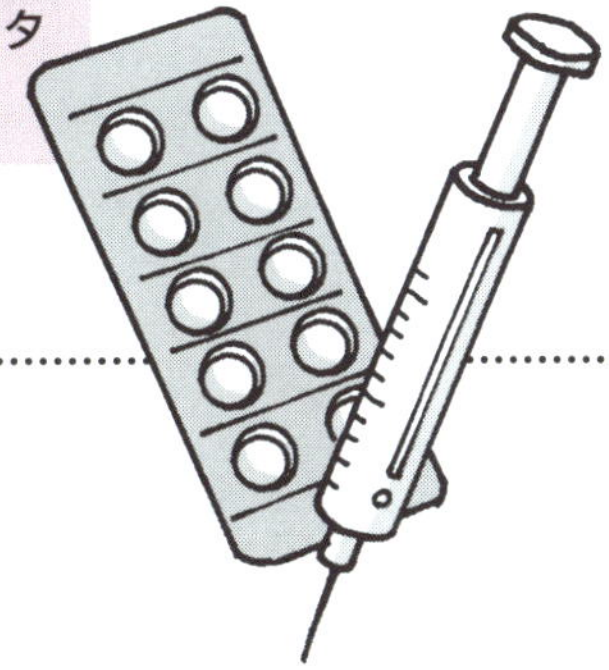

抗がん剤を早めに併用する試みも

ドセタキセル（→73ページ）

抗がん剤は通常、再燃がん（→ 72 ページ）に対して用いられますが、ホルモン療法が効いているうちから併用することで、元気に過ごせる時間を延ばせると考えられています。

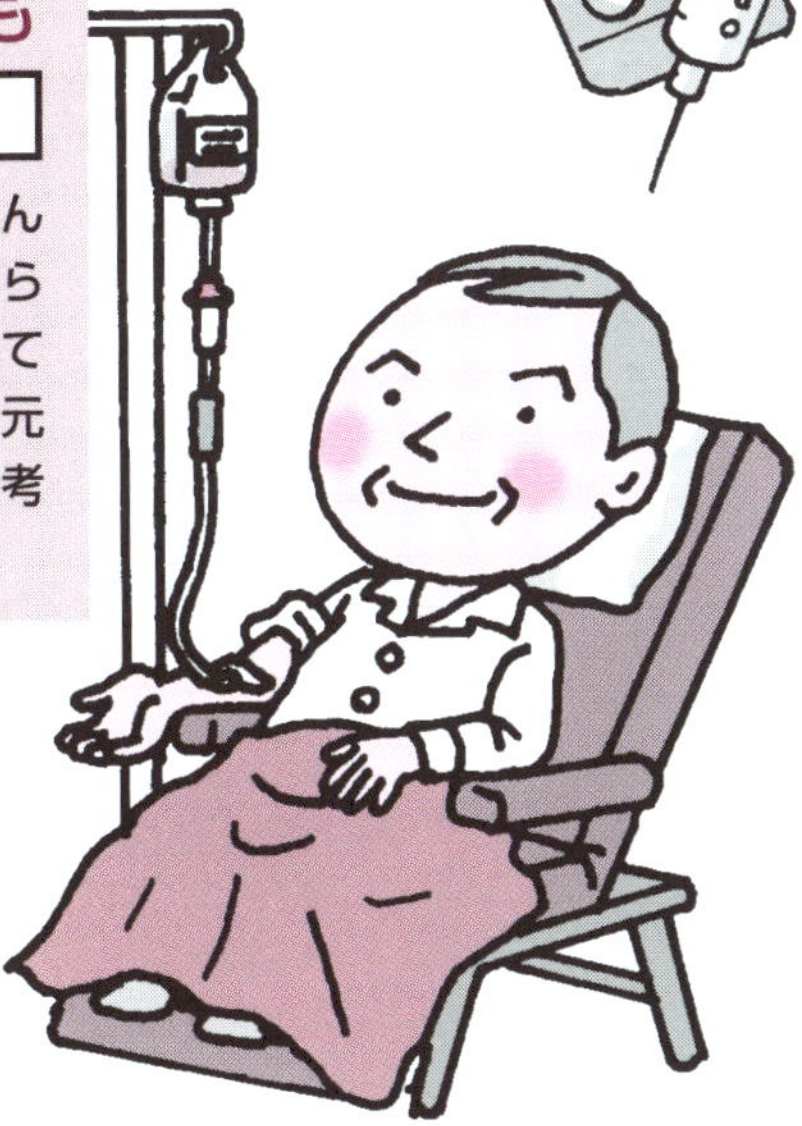

抗がん剤は副作用が強く現れることもあり、体が弱りすぎると使いにくくなる

ホルモン療法③

いずれはホルモン療法が効かなくなる

数年間は、ホルモン療法を続けることでがんの勢いが抑えられますが、残念ながら徐々にその治療効果は薄らいでいきます。そうした場合には、薬を替えて対応していきます。

再燃したあとの選択肢も増えている

男性ホルモンを断たれて勢いがなくなっていたがん細胞は、やがて供給されるホルモンなしに増殖できる性質をもつようになります。こうしたがんを「去勢抵抗性前立腺がん」と呼び、再びがん細胞が増殖を始めた状態を「再燃」といいます。

再燃後も、最近は治療の選択肢が増えています。再燃がんにも効果のある新しいホルモン剤が登場していますし、抗がん剤を用いるという手もあります。

どんな薬をどう使っていくか、主治医とよく相談しながら、自分の状態に合ったものを選んでいきましょう。

抵抗力をつけて活動再開

ホルモン療法だけで、がんは消えません。おとなしくなっていたがん細胞は、いずれ活動を再開します。

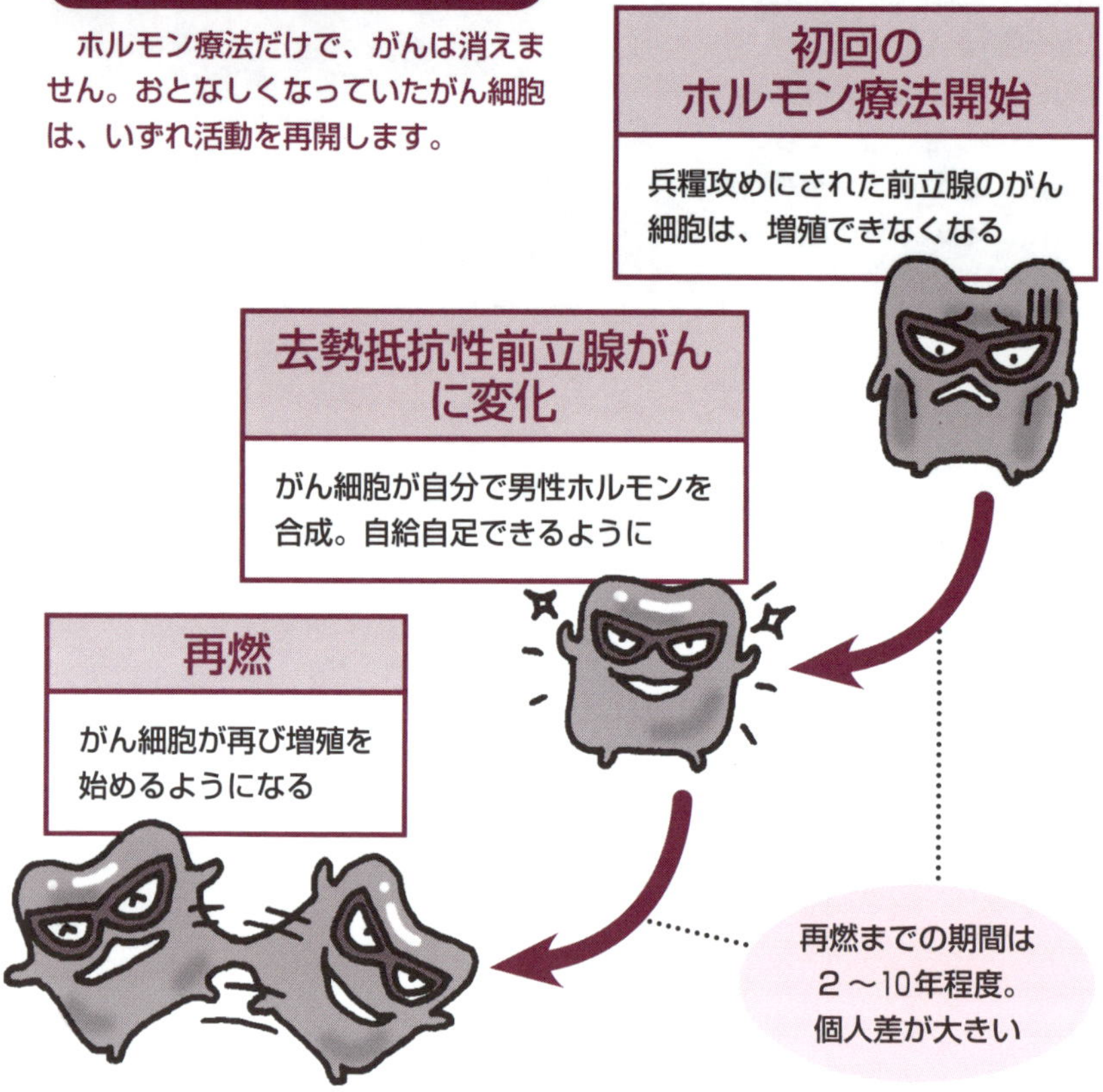

初回のホルモン療法開始
兵糧攻めにされた前立腺のがん細胞は、増殖できなくなる
去勢抵抗性前立腺がんに変化
がん細胞が自分で男性ホルモンを合成。自給自足できるように
再燃
がん細胞が再び増殖を始めるようになる
再燃までの期間は2～10年程度。個人差が大きい

再燃したときの選択肢

これまで続けてきたホルモン療法の効果が低下し、再燃したと判断される場合には、別のタイプの薬の使用を考えます。

再燃（去勢抵抗性前立腺がん）の定義

４週間以上あけて測定したＰＳＡ値が、ホルモン療法開始後の最低値から25％以上高くなっており、その幅が 2.0ng/mL 以上の場合

前立腺がんの再燃

これまでとは別のホルモン剤
（変更または追加）
従来から使われてきた女性ホルモン薬のほか、より強力な薬（エンザルタミド、アビラテロン）も使える

効かない／副作用が強い

抗がん剤
（追加）
これまで併用していなければドセタキセルを使用。効果が薄ければ同じ系統の新しい抗がん剤（カバジタキセル）もある

▼主に再燃後のホルモン療法に使われる薬

種類	薬剤名（カッコ内は主な商品名）	特徴	使い方
女性ホルモン薬	エチニルエストラジオール（プロセキソール）	男性ホルモンと拮抗する女性ホルモンを増やし、男性ホルモンを抑制する。乳房のふくらみなどが出やすい	１日３回内服
	エストラムスチン（エストラサイト）	抗がん剤を結合した女性ホルモン薬。吐き気などが現れることも	１日２回内服
新しい抗アンドロゲン薬（＊）	エンザルタミド（イクスタンジ）	AR（アンドロゲン受容体）標的薬。強力な作用がある	１日１回内服
	アビラテロン（ザイティガ）	男性ホルモンの合成にかかわる酵素の働きを防ぐCYP17阻害薬。副腎や精巣だけでなく、がん細胞自身が男性ホルモンを合成することも止める	１日１回内服。副腎の働きが阻害されるため、ステロイド薬の併用が必要
抗がん剤	ドセタキセル（タキソテール）	前立腺がんに対する延命効果が確認されているが、骨髄の働きを低下させて白血球が減る	３週間に１回の点滴。副作用を抑えるためステロイド薬（プレドニゾロンなど）を併用
	カバジタキセル（ジェブタナ）	ドセタキセルと作用は同じだが耐性が生じにくいとされる。副作用は強め	

（＊）新薬のダロルタミド（ニュベクオ）、アパルタミド（アーリーダ）が使われることもある

高齢で「低リスク」なら有力な選択肢になる

進行が遅いこともある前立腺がんには、監視療法という選択肢もあります。「なにもしない」のではなく、定期的にPSA検査などを受け、変化の様子を見守っていきます。

対象は「低リスク」の限局がん

監視療法は治療の必要性の低いがんを見分けるための方法です。高齢で、積極的な治療法がもたらす負担が大きいと考えられる患者さんであれば、監視療法は有力な選択肢です。

無治療のまま寿命を全うできる人も

年齢が高ければ、低リスクのがんを積極的に治療した場合と、監視療法を続けた場合で、生存率は変わらないと報告されています。無治療の前立腺がんはあっても、それが死因にはならないこともあるわけです。

途中で方針を変更してもよい

がんが存在し続けることに不安を感じるようになる人もいます。患者さんの健康状態がよければ、がんの状態に大きな変化はなくても、手術や放射線療法に切り替えられます。

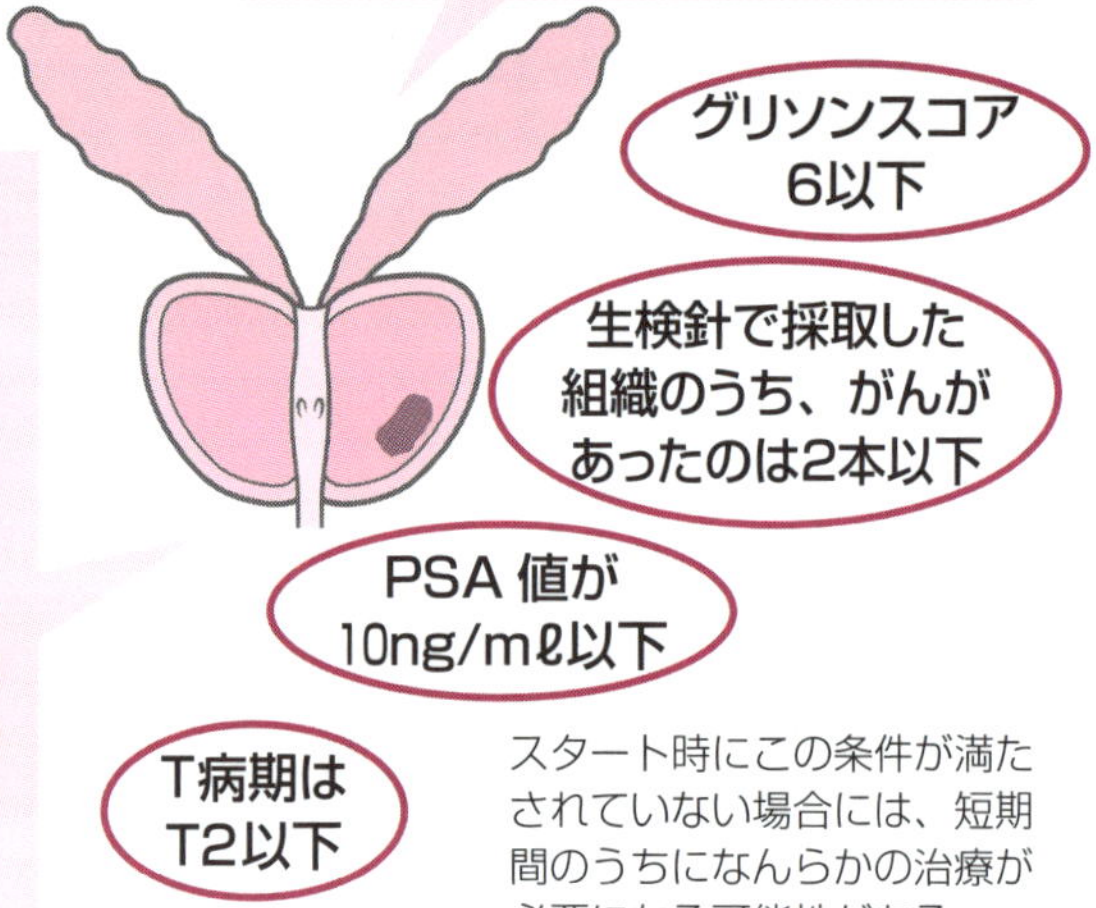
グリソンスコア
6以下
生検針で採取した
組織のうち、がんが
あったのは2本以下
PSA値が
10ng/mℓ以下
T病期は
T2以下

スタート時にこの条件が満たされていない場合には、短期間のうちになんらかの治療が必要になる可能性がある

「たんなる放置」ではなく、治療法のひとつ

PSA値の異常から発見に至ったがんのなかには、とくに治療しなくても命にかかわる心配はないものも含まれています（→18ページ）。がんの状態、患者さんの年齢によっては、監視療法がすすめられます。

監視療法をおこなう場合には、定期的にがんの状態を調べていきます。そして、悪化していると判断されたら、その時点で新たな対応のしかたを考えます。

がんを放置しているわけではありません。監視療法は、不必要な負担は避け、生活の質を保つための「治療法」のひとつなのです。

監視療法の進め方

しばらくは様子を見て、がんが広がっていく危険性が高まった段階で治療を始めるようにすれば、本当に治療が必要な人だけが、必要な治療を受けられるようになります。

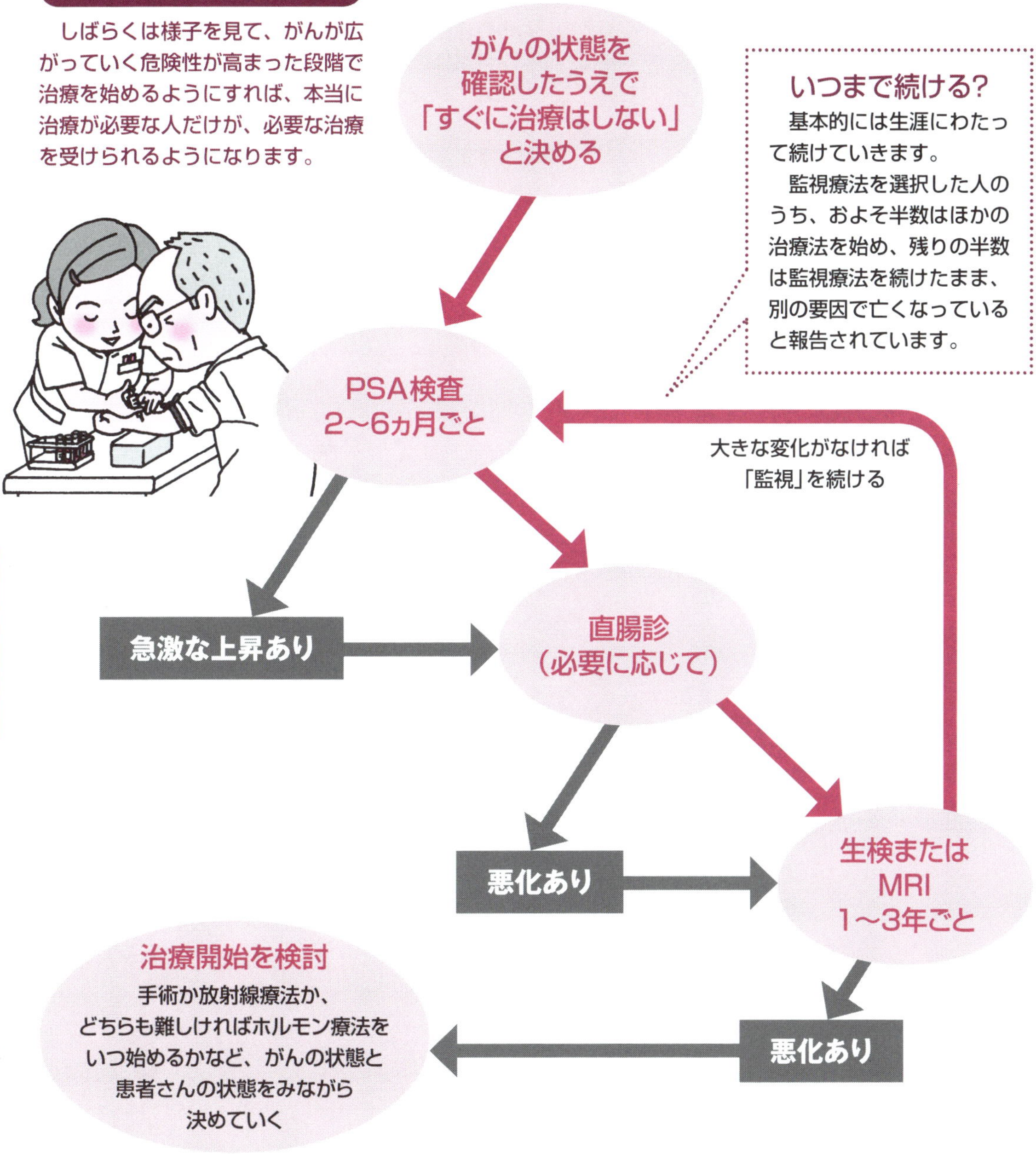

がんの状態を
確認したうえで
「すぐに治療はしない」
と決める
PSA検査
2〜6ヵ月ごと
大きな変化がなければ
「監視」を続ける
急激な上昇あり
直腸診
(必要に応じて)
悪化あり
生検または
MRI
1〜3年ごと
悪化あり
治療開始を検討
手術か放射線療法か、
どちらも難しければホルモン療法を
いつ始めるかなど、がんの状態と
患者さんの状態をみながら
決めていく

いつまで続ける？

基本的には生涯にわたって続けていきます。

監視療法を選択した人のうち、およそ半数はほかの治療法を始め、残りの半数は監視療法を続けたまま、別の要因で亡くなっていると報告されています。

転移したがんへの対応

痛みや不快な症状をとるための治療法もある

前立腺がんは、骨に転移しやすいという特徴があります。転移が起きると強い痛みの原因になったり、骨折を起こしやすくなったりしますので、積極的に治療していきます。

勝手なところに勝手に骨ができてしまう

がんの骨転移といえば、骨が溶けて骨折しやすくなるというイメージがあるかもしれません。しかし、前立腺がんではそうした溶骨《ようこつ》性《せい》の転移ではなく、「造骨性《ぞうこつせい》」の転移が起きやすくなります。勝手なところに勝手に骨ができていってしまうイメージです。

造骨が起きると、骨の表面に張りめぐらされている細かな神経が引き伸ばされ、強い痛みが生じます。いびつになった骨は意外にももろく、骨折や圧迫骨折も起きやすくなります。

骨転移があるとわかったら、痛みの緩和、骨折の予防を目的に治療を進めていきます。

骨への転移が問題になる

前立腺がんの発見が遅かった人、治療後に再発・再燃した人などは、転移が起きてしまうこともあります。前立腺がんで最も生じやすいのは骨への転移です。

▼骨転移が起きやすいところ

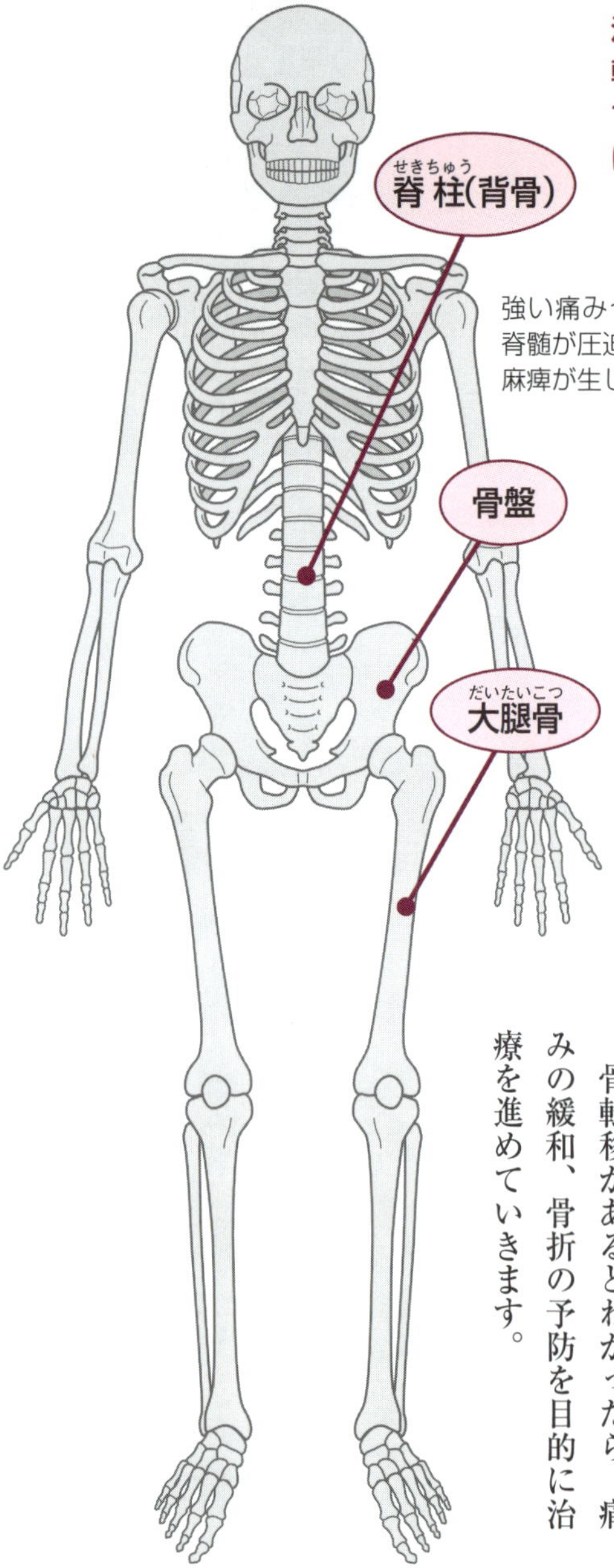

脊柱《せきちゅう》(背骨)
強い痛みやしびれ、
脊髄が圧迫されれば
麻痺が生じることも
骨盤
大腿骨《だいたいこつ》

薬や放射線で症状を改善させる

転移がんに対してはホルモン療法が基本的な治療です。ホルモン療法を中心に、必要に応じてその他の薬や、放射線療法を追加し、症状を緩和させていきます。

基本の治療はホルモン療法

転移がんでは、骨転移の痛みだけでなく
排尿障害などの不快な症状が出てくることも
あります。ホルモン療法が効いていれば、
症状の緩和が期待できます。

骨の破壊を防ぐ薬を使う

古い骨は破骨細胞によって
破壊・吸収され、骨芽《こつが》細胞によって
新たな骨が形成されていきます。造骨性でも
溶骨性でも、がん細胞は破骨細胞が壊した
スペースから入り込み、骨の破壊・吸収と
形成のアンバランスを引き起こします。
そこで、破骨細胞の働きを抑制する
薬を使い、骨が壊れていく
のを防ぎます。

薬剤名 （カッコ内は主な商品名）	特徴
ゾレドロン酸 （ゾメタ）	●ビスホスホネート製剤の一種。骨粗しょう症の治療に用いられる経口薬より作用が強い ●3～4週間に1回、点滴投与
デノスマブ （ランマーク）	●2012年から使えるようになった新薬。効果が高い ●4週間に1回、上腕や太もも、おなかに注射する

口の中の変化に要注意

いずれの薬も、まれに顎の骨の炎症・破壊を引き起こすことがあります（顎《がっ》骨壊死《こつえし》）。歯ぐきの腫れや、歯のぐらつきに要注意。口内を清潔に保つことが大切です（→ 95 ページ）。

放射線照射で痛みをやわらげる

痛みが強いところが１～２ヵ所なら、
放射線の外照射が有効です。ただし、
一度照射を受けたことのある部位に、
再度照射はできません。

鎮痛薬を使う

非ステロイド性抗炎症薬や、
オピオイドと総称される医療用麻薬
を使うこともあります。

放射性医薬品を注射することも

骨の転移巣にとりこまれる性質をもつ放射性
医薬品を注射し、骨の内側から放射線照射を
おこなう治療法もあります。

薬剤名 （カッコ内は主な商品名）	特徴
塩化ラジウム223 （ゾーフィゴ）	●α線という放射線を出す。転移巣が小さくなる効果も ●4週間に1回、点滴投与
ストロンチウム89 （メタストロン）	●β線という放射線を出す。痛みの緩和がはかられる ●点滴投与。必要に応じて複数回

研究段階の治療法

より治療の負担が少ない方法も試みられている

治療手段はあっても、治療そのものの負担が大きいために受けられない、受けにくいということは少なからずあります。「体にやさしい治療法」への模索が続いています。

「病巣だけ」を治せるか?

PSA 検査の普及でごく早期の段階で見つかることが増えてきたこともあり、前立腺内に限局したがんの治療に「フォーカルセラピー（焦点療法）」を取り入れられないか、研究が続いています。

従来からの治療法の考え方

「全部する」か「全部しない」

低リスクのがんであっても、治療するとなれば手術では前立腺を丸ごととり、放射線療法なら前立腺全体に放射線が照射されます。負担が大きすぎると判断されれば、がんはそのままにしておきます（監視療法）。

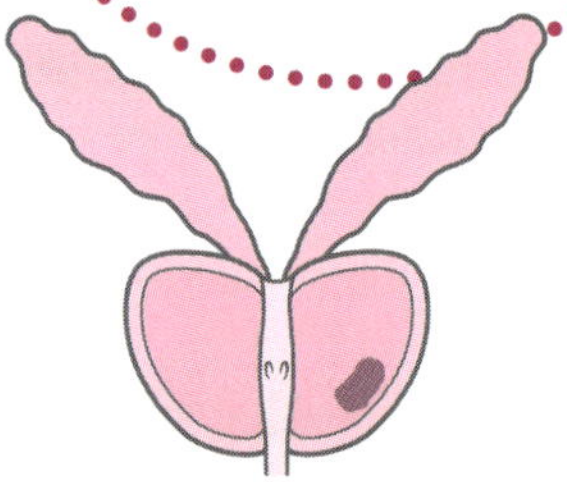

フォーカルセラピーの考え方

「明らかな病巣だけ」を治療する

方法はさまざまですが、がんの病巣だけに働きかけることで、効果的かつ体への負担はごく軽い治療を進めようというのが、フォーカルセラピー全体に共通する考え方です。

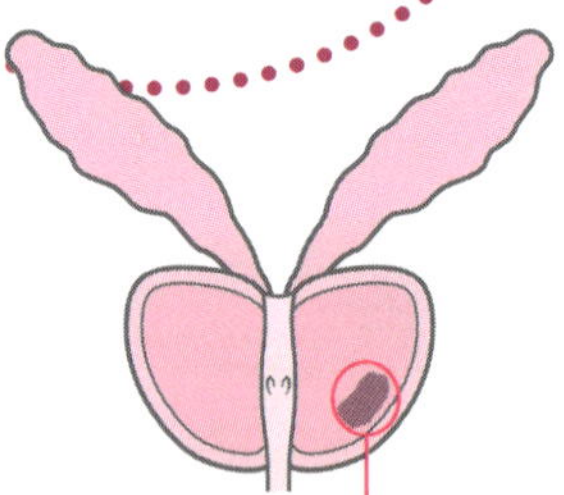

前立腺内の病巣だけに的を絞って治療する

治療の選択肢がさらに広がる可能性がある

限局がんの場合、手術や放射線療法で根治が期待できますが、正常な組織も相当に傷つきます。「本当に悪いところ」だけを治療できるようになれば、体への負担はずっと軽くなります。たとえば乳がんは、条件がそろえば乳房を温存したまま、がんの病巣のみを切除する方法が標準治療として確立しています。前立腺がんの場合も、病巣のみを対象とする治療、すなわちフォーカルセラピーの試みが始まっています。

無治療の部分を残すということですから、従来の方法にくらべると根治性は劣る可能性があります。しかし、体力の面から手術や放射線療法はあきらめざるを得ない患者さんにとっては、各種のフォーカルセラピーが実用化されれば、治療の選択肢は広がっていくでしょう。

フォーカルセラピーのいろいろ

病巣に焦点を絞ったフォーカルセラピーを実現するために、さまざまな方法が考案されています。

いずれも保険適用はない

一部の医療機関ではHIFUや凍結療法をおこなっていますが、いずれも保険は適用されません。受ける場合には、100万円以上の費用の全額が自己負担となります。

HIFU（ハイフ：高密度焦点式超音波治療法）

検査で用いるよりはるかに強い超音波を狭い範囲に集中して当てることで、高熱を発生させ、がん細胞を焼き切る治療法です。

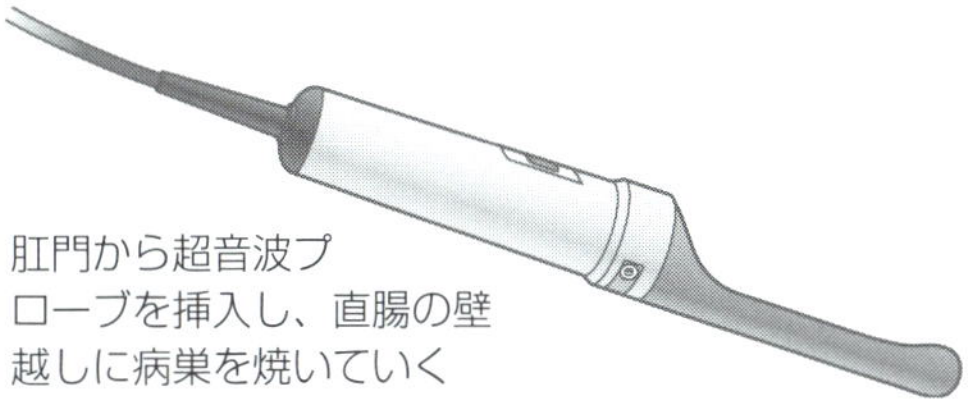

肛門から超音波プローブを挿入し、直腸の壁越しに病巣を焼いていく

サイバーナイフ

放射線を多方向から一点に集中して当てることができる特殊な装置を用いて、がんの病巣を治療する方法。すでに脳腫瘍の治療などには用いられている方法で、これを前立腺がんに応用できないかという研究も始まっています。

凍結療法

会陰部から病巣周囲に特殊な針を数本、打ち込み、高圧アルゴンガスを注入して凍結させる方法です。マイナス40℃にまで冷却されることで、がん細胞の壊死が期待できます。

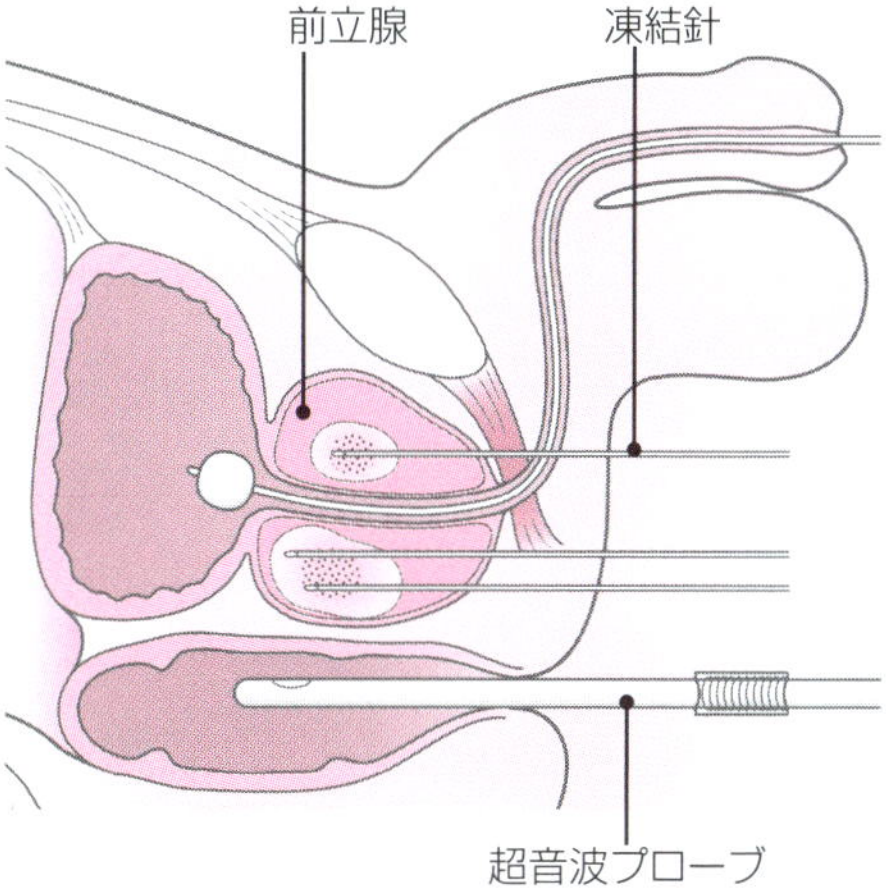

注入した高圧のガスは、圧力の低下とともに温度が下がり、周囲を冷却していく

COLUMN

免疫療法への期待は大きいが効果は「?」

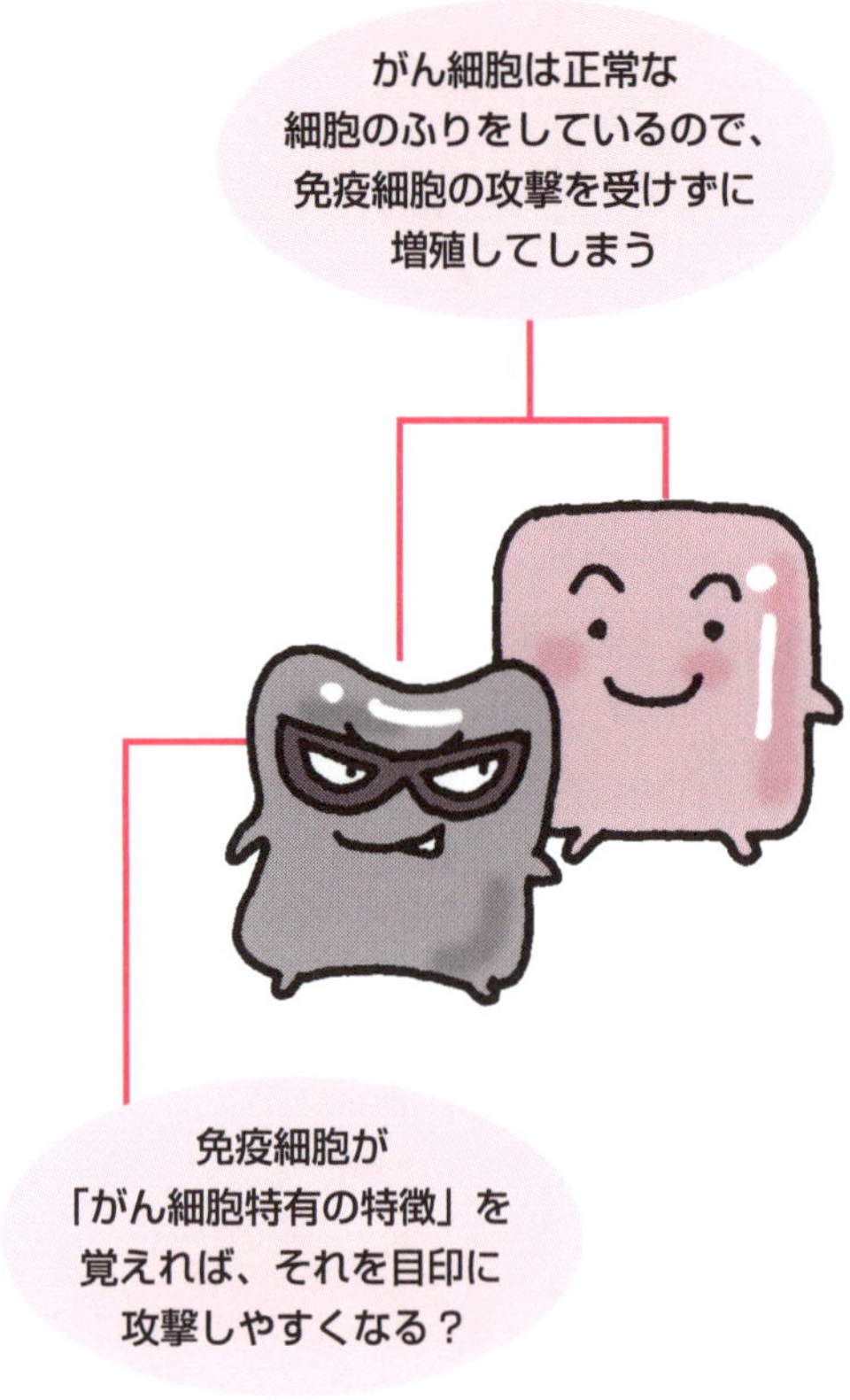
がん細胞は正常な
細胞のふりをしているので、
免疫細胞の攻撃を受けずに
増殖してしまう
免疫細胞が
「がん細胞特有の特徴」を
覚えれば、それを目印に
攻撃しやすくなる？

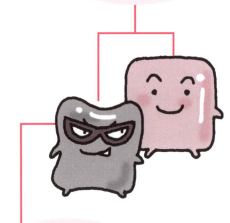

各種の免疫療法が試みられている

　血液やリンパ球に含まれる各種の免疫細胞には、異物を排除し体を守る働きがあります。この働きをがんの治療に役立てようと、各種の免疫療法が試みられています。

　ただ、がん細胞はもともとは正常な細胞から発生したものなので、巧妙に仲間のふりをします。異物と認識できなければ、いくら免疫細胞を増やしても、がん退治に働き出してくれません。そこで、免疫細胞にがん細胞の特徴を覚えさせる新たな免疫療法の開発も進んでいます。

　アメリカでは、体内から取り出した免疫細胞に「シプリューセルT（商品名プロベンジ）」という薬剤を用いて前立腺がんの特徴を覚え込ませ、再び体内に戻すという方法が認可されています。日本では未承認の治療法ですが、ホルモン療法が効かなくなった進行がんに対し、数ヵ月程度の延命効果があるとされています。ただし、薬代は数百万円と高額です。

5

治療中・治療後も いきいき過ごすために

手術を受ける場合などは、短期間で治療完了という場合もありますが、
治療の影響で新たな悩みが生じることもあります。
前立腺がんと長くつきあっていくことになる人もいます。
どんなことが起きやすいか、どのような注意が必要か、
これからの生活のポイントをみておきましょう。

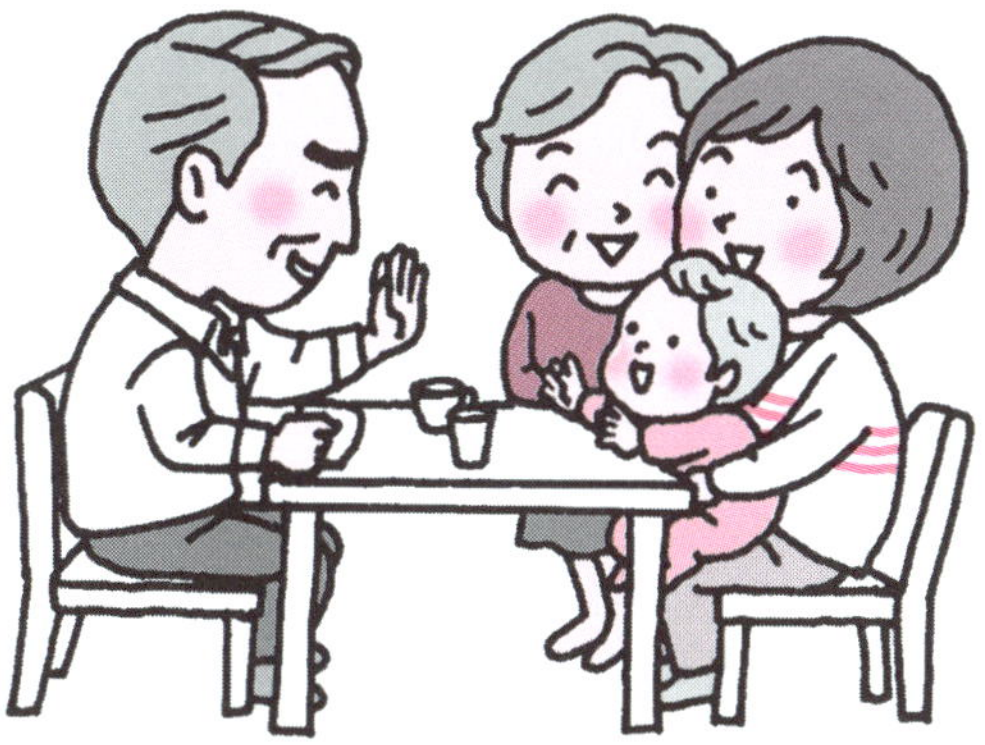

日常生活①

ストレスを感じずに過ごせる生活がいちばん！

がんになったこと、がんの治療を受けたことをきっかけに「これまでの生活を見直さなければ」と思っている人も多いのでは？　無理なく快適に過ごすことを第一に考えましょう。

快適な人生のためにできることを考える

前立腺がんの再発を防いだり、進行を止めたりするために、生活面でどんな注意が必要なのかは、だれもが気になるところでしょう。しかし残念ながら、発症予防と同じく「こうすれば大丈夫」といえるようなことはありません。

むしろ「こうしなければダメ」「こうすれば治る」などと断言するような話にこそ注意が必要です。踊らされないほうがよいでしょう。

生活改善をはかるなら、「どうすれば快適かつ元気に過ごせるか」という視点から考え、取り組んでいくことが大切です。

がまんのしすぎは生活の質を下げてしまう

健康的な生活を心がけるのはよいことですが、あれこれがまんを重ねても、それだけでがんの再発・進行を防げるわけではなく、治療後の回復が早まるわけでもありません。

再発が不安だから……

あれもダメ、これもダメ、毎日これはしなければならない――などと制約だらけで過ごしていては、なかなか生活を楽しめません。

失敗したくないから……

排尿トラブルなどがある場合には、「人前で失敗したくないから出かけるのをがまんする」より、失敗しても大丈夫な方法を考えていきましょう（→ 86-89 ページ）。そのほうがいきいきと過ごせます。

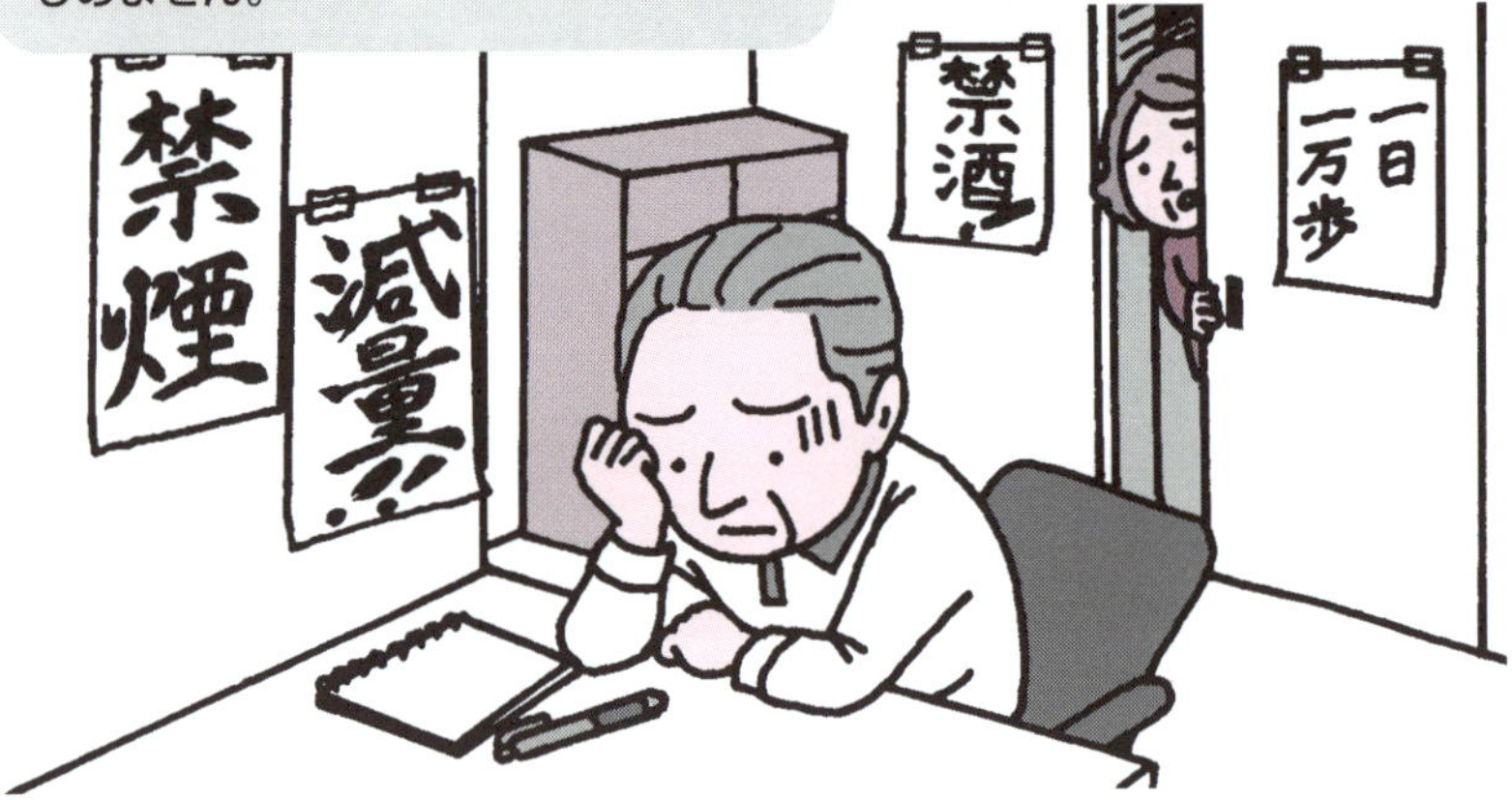

これからの生活で心がけたいこと

心身ともに負担の少ない「ストレスフリー」の生活が、快適な人生への近道です。生活を楽しむ気持ちを忘れないことが大切です。

家族もいっしょに楽しもう

家族のだれかががんになるということは、ほかの家族にとってもつらい経験になりがちです。しかし「これがベスト」と考えられる治療法を選択したら、それ以上、病気や治療のことばかりにとらわれているのはもったいない！　どうしたら楽しく過ごせるかを考えていきましょう。

どんどん出かけよう

体を活発に動かす習慣が、前立腺がんの再発・進行の予防に直接的な効果があるかどうかははっきりしません。しかし、肥満の解消や、筋肉量の減少を防ぐためなど、さまざまな目的で規則的な運動が推奨されています。うつうつとした気分で閉じこもっているより、人生の充実度もアップするでしょう。

再発チェックを欠かさない

再発・進行の予防のために重要なのは医学的な治療です。これからの適切な対応を考えていくには、治療が終了したあとも状態の変化を見守ることが必要です（→96 ページ）。通院・検査の指示は守るようにしましょう。

困った症状があれば適切に対応する

前立腺がんの治療の影響で起きることの多くは、排泄の悩みや性機能障害など、デリケートな問題です。いずれも対処のしかたはありますので、医師に相談しながら改善をはかっていきましょう。

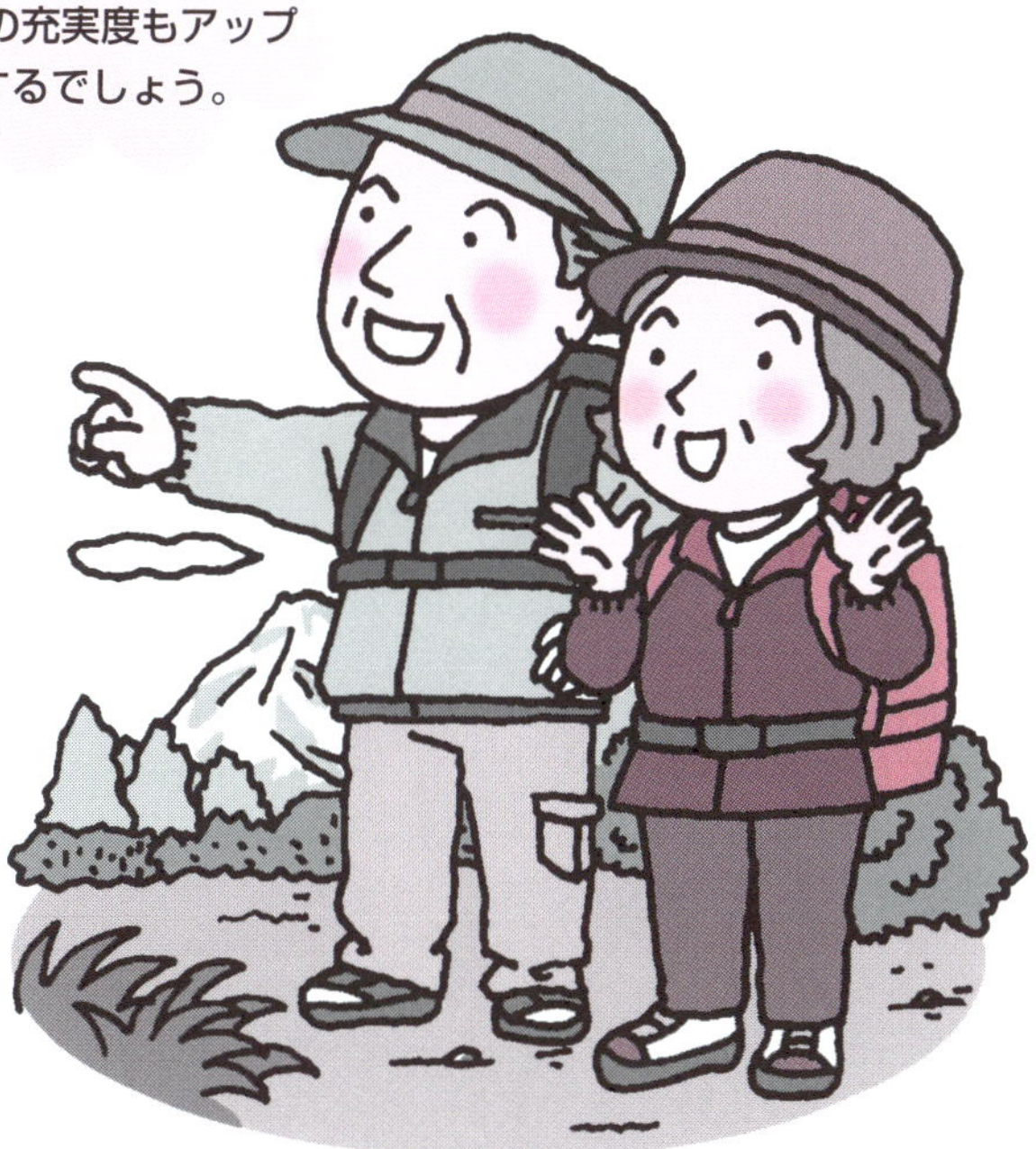

日常生活②

食べすぎ・飲みすぎは避けたほうがよい

がまんしすぎないほうがよいとはいえ、好きなものを好きなだけ飲み食いしていればよい、というわけではありません。体の負担になるような食べ方、飲み方は控えましょう。

太りすぎは寿命を縮める!?

がんと診断され、治療を受けたあとの人は「がんサバイバー」と呼ばれます。前立腺がんサバイバーにとって、肥満は好ましからざるものといえるようです。

前立腺がん＋肥満で死亡率が高まる?

肥満と前立腺がんの再発率や生存期間には、とくに関連性がないとする報告もあります。一方で、前立腺がんの患者さんのうち、肥満がある人はそうでない人よりも死亡率が高いという報告や、手術後の再発率は肥満がある人のほうが高いなどという報告もみられます。

前立腺がん以外の死亡原因も増える?

前立腺がんサバイバーの多くは、心臓病や脳卒中、前立腺がん以外のがんなど、前立腺がんとは別の病気で亡くなっています。いずれも生活習慣とのかかわりの深い病気です。肥満は、好ましくない生活習慣が続いている端的な表れともいえますので、注意が必要です。

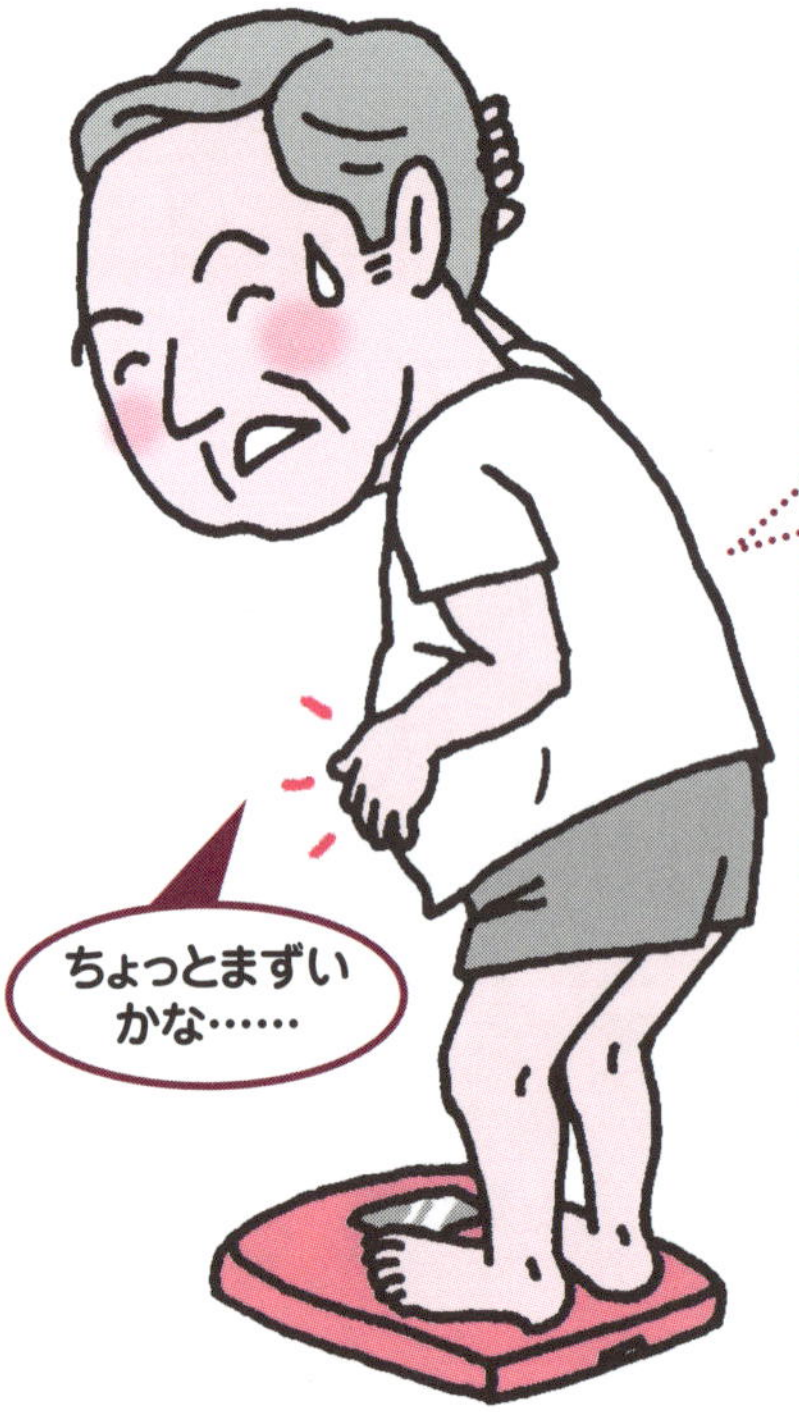

太りすぎていないかチェックしてみよう

指標とされるBMI（Body mass index）は、身長の二乗に対する体重の比を表したもの。下記の計算式にしたがい、自分のBMIをチェックしてみましょう。

BMI＝
体重(kg)÷身長(m)÷身長(m)

▼判定基準

18.5未満＝やせ　18.5〜25未満＝普通
25〜30未満＝肥満度1　30〜35未満＝肥満度2
35〜40未満＝肥満度3　40以上＝肥満度4

無理のない範囲で取り組もう

食事や運動といった基本的な生活習慣は、無理のない範囲で「健康的なもの」に変えていきましょう。

理想体型はBMI 22

高血圧や高血糖、脂質異常症、肝障害などの有病率が最も低いBMIは「22」だということがわかっています。肥満度が高い人は食事量と運動量のバランスを見直してみましょう。

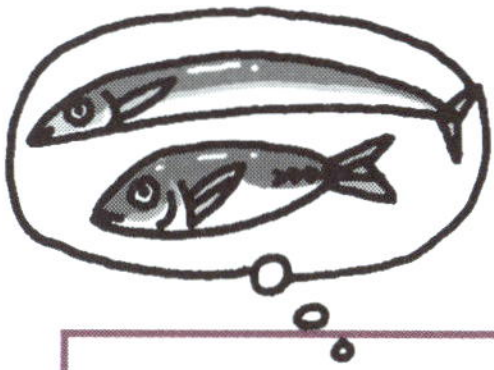

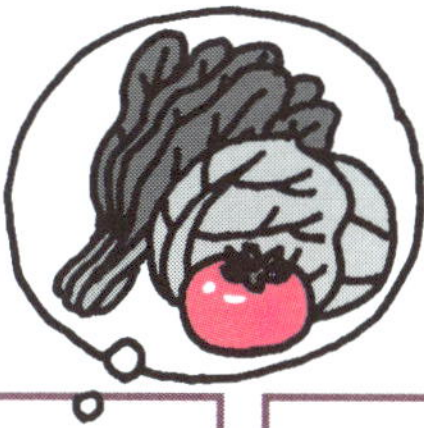

食事は魚・野菜を中心に「ほどほどの量」を心がける

前立腺がんサバイバーにすすめられるのは「野菜や果物が豊富で、飽和脂肪酸の少ない食事」です。飽和脂肪酸は肉類や乳製品に多いので、魚・野菜中心の献立を心がけましょう。

いずれにしても食べすぎは肥満をまねく最大の要因ですので、食事の量はほどほどに。

快便が保たれていれば上々

便通は、健康的な生活かどうかをはかるバロメーターのひとつ。野菜たっぷりの食事と適度な運動は、便通を整えるうえでも有効です。

放射線療法中、頻便などの悩みがあれば、かたい繊維質のものは避け、消化のよい温かいものをとりましょう。

規則的な運動はあらゆる意味でおすすめ

健康的な体重の維持、生活習慣病の予防には、規則的な運動が大いに役立ちます。

ホルモン療法中の人は筋肉が減りやすいため、とくに運動の習慣をもつことがすすめられます（→ 94 ページ）。

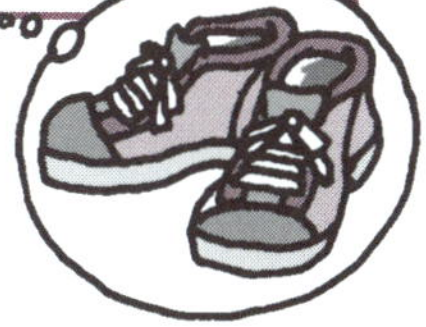

手術後しばらくは「お酒」は控えめに

飲酒と前立腺がんそのものは、とくに関係ないようです。

しかし、お酒には利尿作用があるうえ、アルコールの作用で筋肉が弛緩しやすくなるため、排尿コントロールが乱れやすくなります。排尿障害がある場合、飲酒は控えるほうが無難です。

できることから取り組んでみよう

前立腺がんは治せたり、コントロールできたりしても、患者さんにはほかにもさまざまな病気が忍び寄ってきます。快適な人生を生き抜くためには、あれこれ不具合をかかえているより、年齢相応に健康な状態を維持しているほうがよいのは当然です。

健康状態に大きくかかわっているのが、食事や運動といった基本的な生活習慣です。体重の変化は、生活習慣が良好なものかどうかをはかる一つの目安になりますので、適正体重を目標に、できることから取り組んでみるとよいでしょう。

トイレの悩み①

手術後の尿もれは徐々に改善していく

前立腺全摘除術を受けた場合、「尿もれは起きるもの」と覚悟しておきましょう。ただ、ずっと続くわけではありません。大半は、いずれ排尿をコントロールできるようになります。

手術を受ければ起きる。しかし、いずれは治る

前立腺がんの手術では、蓄尿・排尿のコントロールに一役買っていた前立腺が失われます。さらに尿道括約筋の一部が損なわれたり、尿道括約筋を動かす神経が傷ついたりすることもあるため、尿失禁が起こりやすくなります。しばらくは、尿がもれて衣服を濡らすことのないように、備えておくことが必要です。

覚悟はしていても、尿もれが続くことで心理的なダメージを受ける患者さんは少なくありません。けれど、ほとんどの場合、時間が解決してくれますし、改善しにくければ治療手段もあります。あせらず回復を待ちましょう。

3ヵ月はかかるものと覚悟しておく

排尿しようと思っていないときに尿がもれ出してしまう尿失禁（尿もれ）は、手術を受けた患者さんの悩みの種になりがちです。ただ、ほとんどは一過性の症状です。

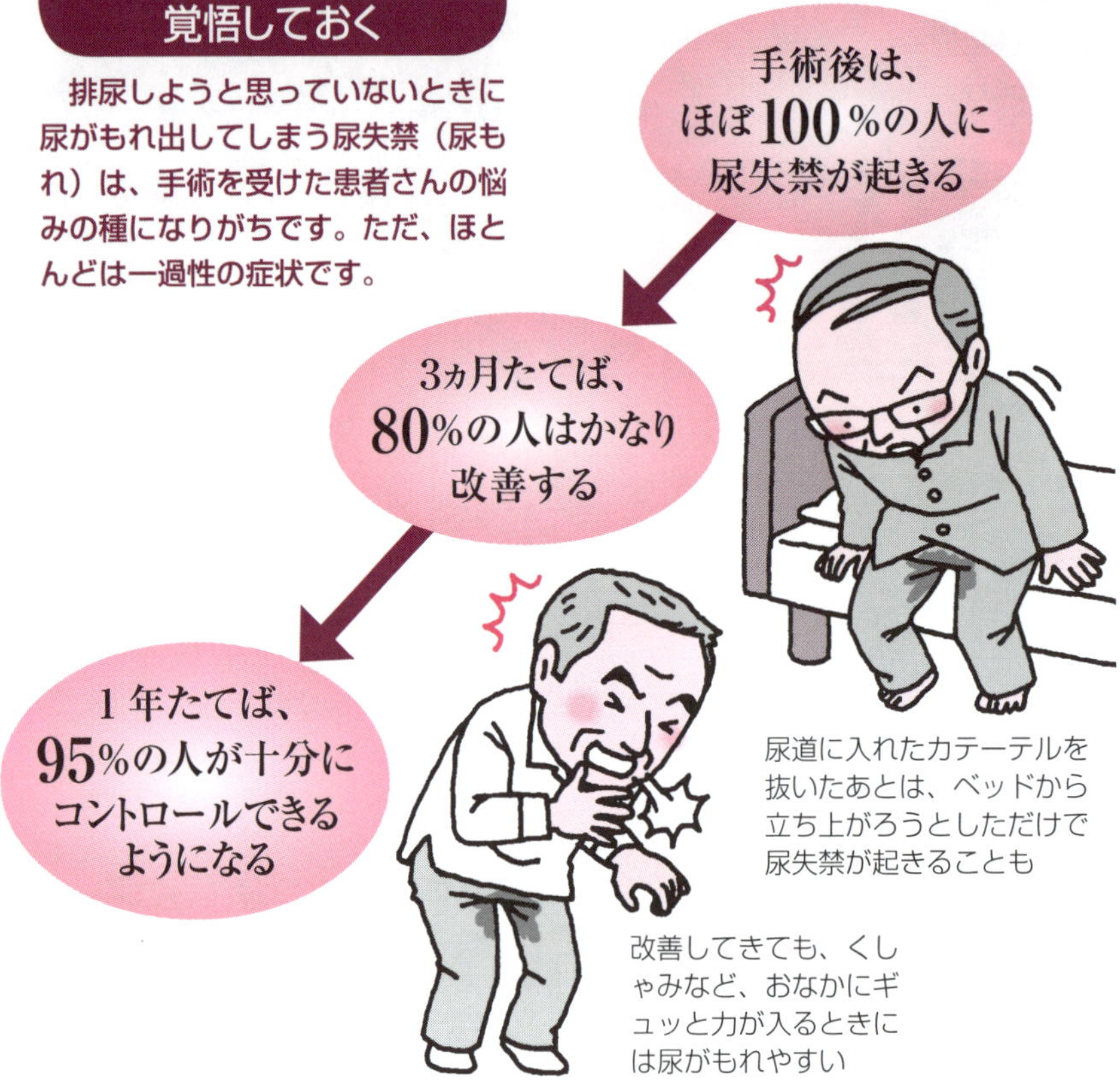

手術後は、ほぼ100％の人に尿失禁が起きる
3ヵ月たてば、80％の人はかなり改善する
1年たてば、95％の人が十分にコントロールできるようになる

尿道に入れたカテーテルを抜いたあとは、ベッドから立ち上がろうとしただけで尿失禁が起きることも

改善してきても、くしゃみなど、おなかにギュッと力が入るときには尿がもれやすい

回復ぐあいをみながら対策をとる

手術が決まったら、おむつ・尿もれ用パッドは用意しておきましょう。あとは回復ぐあいをみながら、さらに治療するかどうか検討します。

薬である程度コントロールできる

不快感が強ければ、薬が処方されることがあります。

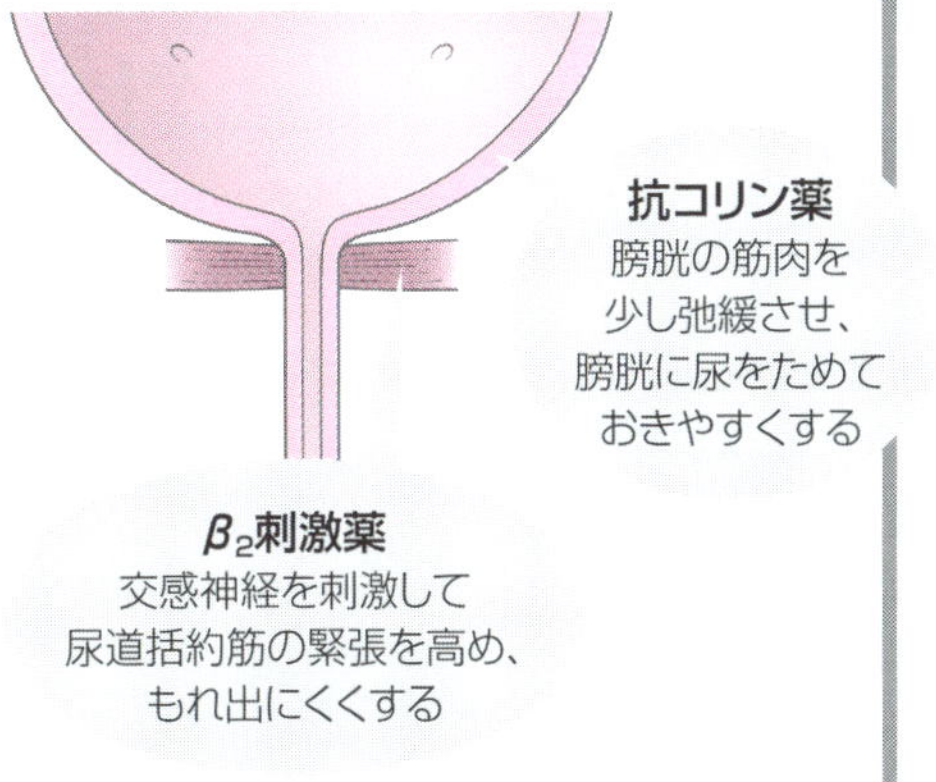
抗コリン薬
膀胱の筋肉を少し弛緩させ、膀胱に尿をためておきやすくする
β_2刺激薬
交感神経を刺激して尿道括約筋の緊張を高め、もれ出にくくする

改善しなければ手術という方法も

尿道にカフを巻き、尿がもれないようにする手術もあります（人工尿道括約筋を用いた尿失禁手術）。陰嚢に埋め込んだポンプを押すと、カフがゆるんで排尿できるしくみになっています。

ごくまれなものの、1～2年たってももれる回数やもれる量が減らないという人は、検討してもよいでしょう。

もれる量に合わせて「おむつ」や「パッド」などを利用する

さまざまな尿失禁用の製品が販売されています。改善するにしたがい、もれる回数やもれる尿の量は減っていきますので、状態に合ったものを上手に活用しましょう。

尿量が多ければ、紙おむつ（アウター）と尿パッド（インナー）を組み合わせて使う

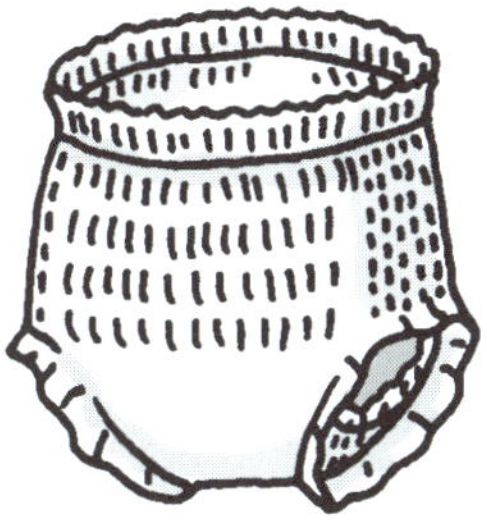

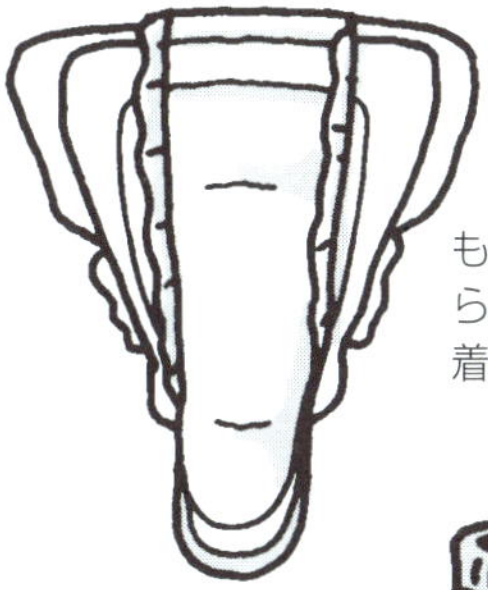

もれる量が減ってきたら、薄型の尿パッドを下着に貼るだけでもよい

股の部分だけ布が厚くなっている尿失禁用のパンツもある

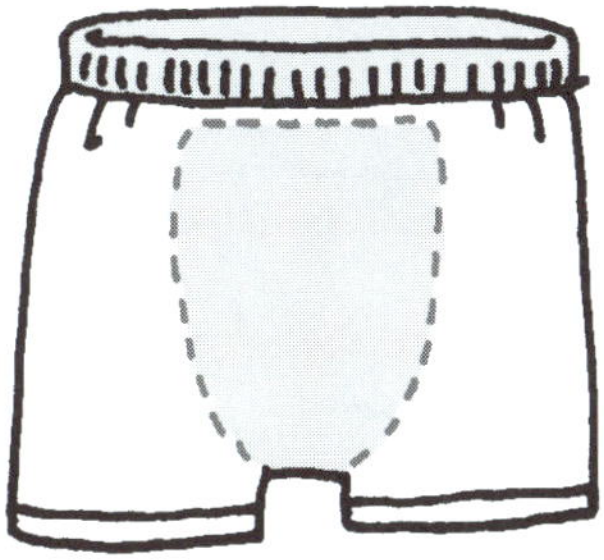

生活の中での取り組みは
88ページ参照

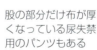

トイレの悩み②

「もれやすい動作」を減らす取り組みも有効

ただ時間にまかせて回復を待つだけでなく、生活の中でできるちょっとした心がけが、尿もれの回数を減らすことにつながります。尿もれに悩む人は試してみましょう。

不用意な動作を避ける

手術後の尿もれのほとんどは、おなかに力が入り膀胱が圧迫されるときに生じる「腹圧性尿失禁」です。おなかに強い力が入るような動作を避けるようにするだけでも、尿もれの回数は減らせます。

しばらくは重いものは自分で持たない

重いものを持つときには、腹筋がぐっと締まります。とくに、床から持ち上げようとするときなどは、瞬間的に強い力が入るため、尿がもれやすくなります。

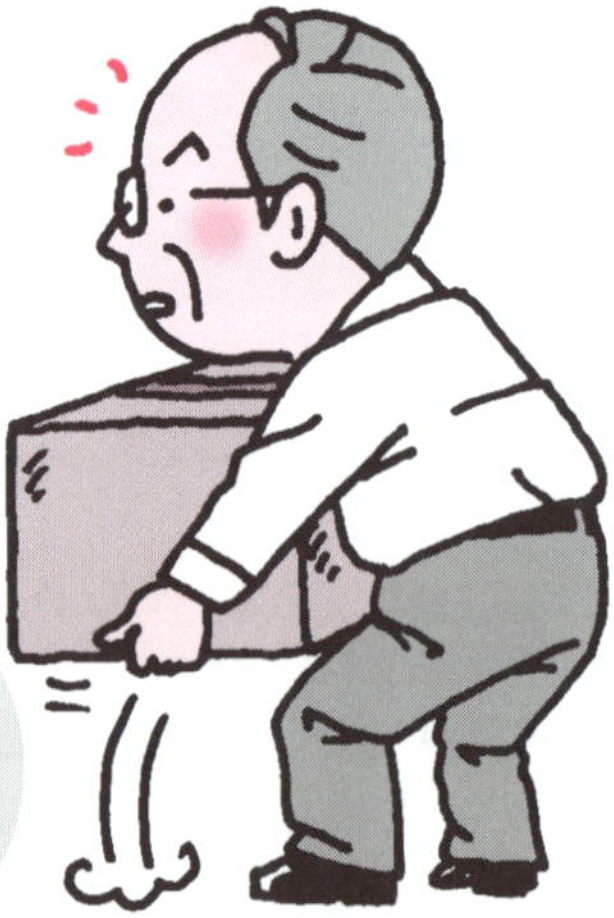

「男の仕事」などとこだわらず、しばらくは無理をしない

スポーツの再開は状態が落ち着いてから

ゴルフやテニスなどは、瞬間的に腹筋にぐっと力が入る動作が多く、プレーの最中に尿失禁が起こりがちです。もれる量が減ってから再開したほうが、気にせずに楽しめるでしょう。

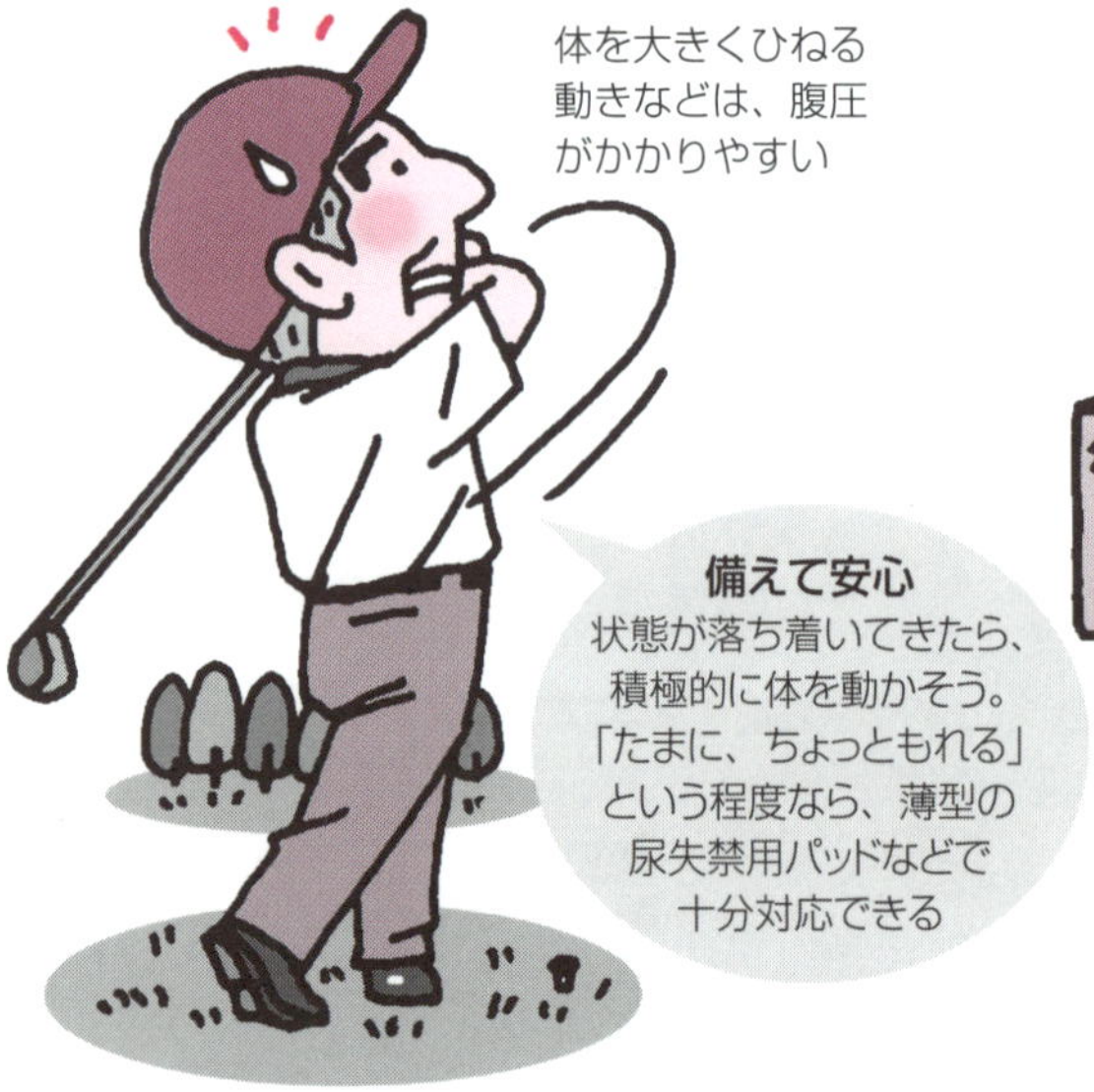
体を大きくひねる動きなどは、腹圧がかかりやすい
備えて安心
状態が落ち着いてきたら、積極的に体を動かそう。「たまに、ちょっともれる」という程度なら、薄型の尿失禁用パッドなどで十分対応できる

外尿道括約筋の動きがポイント

手術で失われた内尿道括約筋や前立腺の平滑筋は、尿意が起きると自分の意思とは無関係にゆるむ不随意筋ですが、外尿道括約筋は自分の意思で動かせる随意筋です。つまり、尿意があっても失禁せずにがまんできるかどうかは、外尿道括約筋を自在にコントロー

ルできるかどうかにかかっているわけです。

手術の影響で外尿道括約筋が麻痺した状態になっている場合、腹圧がかかって膀胱が押された勢いで尿が流れ出すと、なかなか止められません。外尿道括約筋の麻痺はしだいに回復していきますが、筋肉の回復を促す体操なども試みるとよいでしょう。

ストッパー役の筋肉を鍛えよう

尿道のストッパー役になっている外尿道括約筋は、「骨盤底筋」といわれる筋肉群の一部です。骨盤底筋を意識的に動かすことで、尿道括約筋も鍛えられると考えられます。

おしりの穴をギュッとすぼめて筋肉の動きを意識する

肛門を引き上げる筋肉も、骨盤底筋の一部です。「おしりの穴をすぼめる」という動作で、尿道括約筋を含む骨盤底筋全体が鍛えられます。

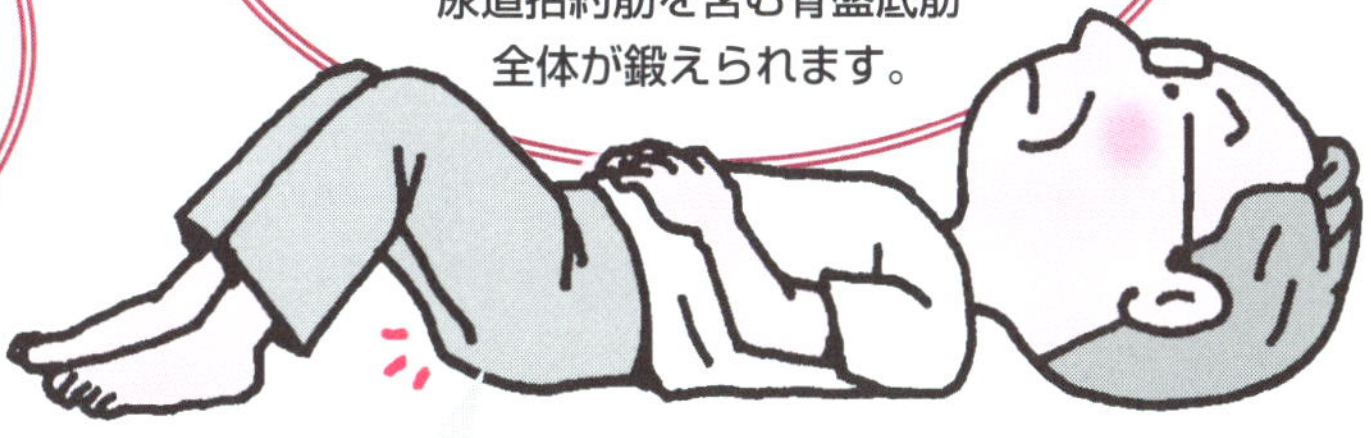

肛門を引き上げるように力を入れ、そのままの状態を5～10秒間保ったあと、力を抜く。これを数回くり返す

姿勢は自由。立ったままでも、座った姿勢でもできる。1日に何度か、毎日続けて取り組むとよい

排尿の途中で止めてみよう

外尿道括約筋は、自分の意思で動かせる筋肉です。トイレで排尿する際、尿を途中で止めてみましょう。

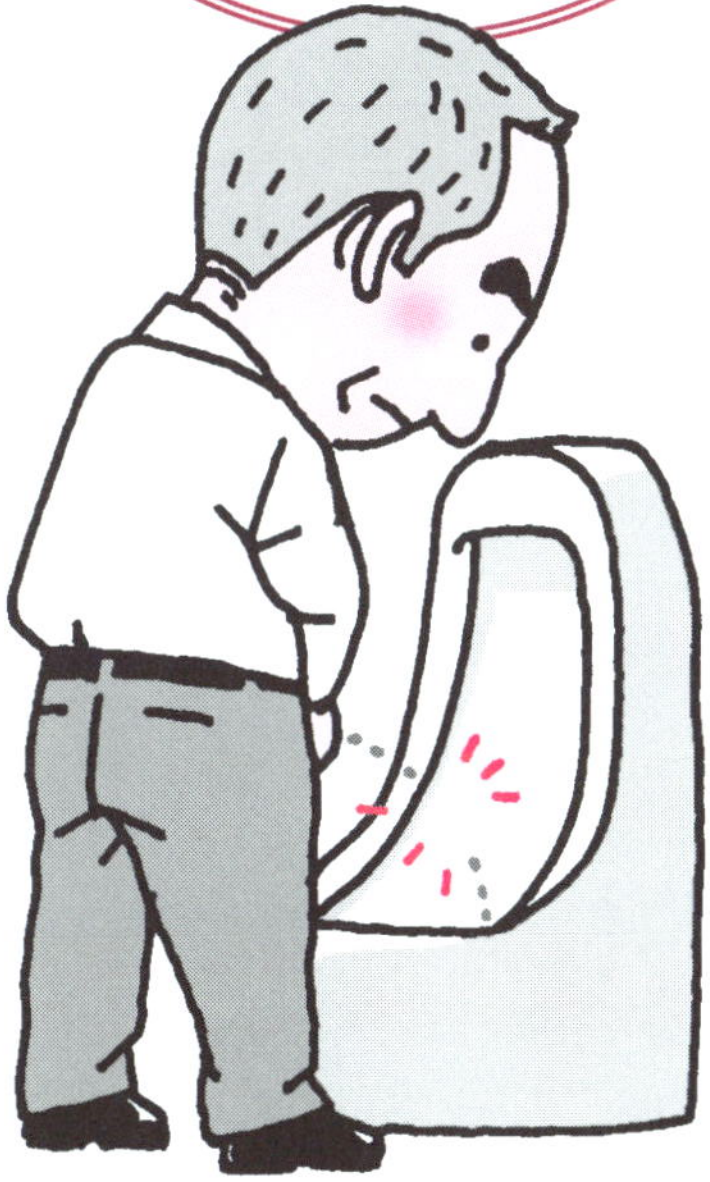

初めのうちはピタッと止められなくても、徐々にコントロールできるようになっていく

トイレに行きたくなっても、ちょっとがまん

失禁をおそれて早め早めにトイレに行くようになると、膀胱に十分尿がたまらない状態が続き、膀胱自体が小さくなっていきます。尿が少したまっただけでも尿意が起き、頻尿の悩みのもとになることがあります。

「ちょっとがまん」をくり返し、膀胱の容量を増やすことも、尿もれの改善にひと役買います。

尿意が起きてもすぐにトイレに駆け込まず、数分間、がまんしてみる

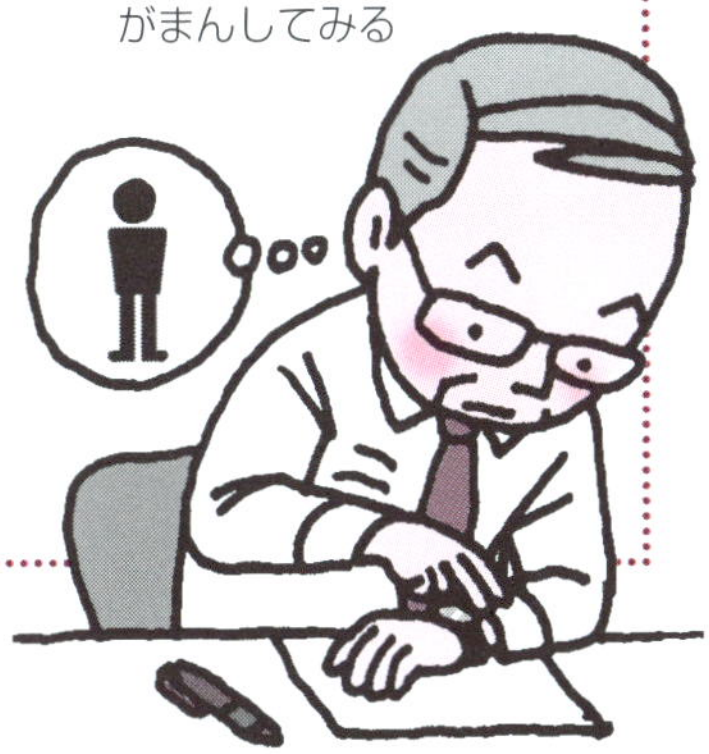

トイレの悩み③

放射線療法で起きる排尿・排便トラブル

放射線療法による尿もれのトラブルは少ないものの、さまざまな合併症が生じるおそれはあります。多くは一時的な症状ですが、時間がたってから影響が現れてくることもあります。

放射線療法でみられる合併症

放射線療法を受けることで生じる合併症は、治療開始から間もない時期に起きるものと、治療が終わってから現れてくるものがあります。

治療開始

2ヵ月後

4ヵ月後

6ヵ月後

8ヵ月後

10ヵ月後

12ヵ月後

急性期に起きやすい合併症

開始後間もない時期に現れる症状は、多くの場合1～2ヵ月で治まります。

排尿障害

排尿するときに痛みがある（排尿痛）／1日に何度もトイレに行く（頻尿）／排尿しようとしてもなかなか尿が出ない（排尿困難）／突然、尿意が起きてもれそうになる（尿意切迫感）など

消化管障害

突然、便意が生じてもれそうになる（便意切迫感）／1日に何度も便が出る（頻便）／排便時におしりが痛くなる（排便痛）など

晩期に起きやすい合併症

放射線療法が終わったあと、半年以上たってから現れる症状。1～2年ほどしてから現れることもあります。長引くことが多いものの、重い症状はまれです。

排尿障害

尿に血が混じる（血尿）。放射線照射の影響で膀胱炎が起きている可能性がある

消化管障害

下血（肛門出血）や血便が生じるほか、急性期と同じような症状が現れてくることも。放射線照射の影響で直腸炎が起きている可能性がある

性機能障害

（→ 92 ページ）

組織内照射に多い排尿トラブル

外照射療法にくらべ、ほかの臓器に影響を及ぼしにくい組織内照射法（小線源療法）では、深刻な合併症はあまり起きません。しかし、前立腺そのものには強い放射線が当たっていますから、治療開始後間もない時期の排尿トラブルは、むしろ外照射より高い頻度で生じます。ただ、多くは一～二ヵ月のうちに改善していきますので、あまり心配はいりません。

消化管のトラブルは外照射で起きやすい

照射方法が進化しているとはいえ、外照射は内照射にくらべて周囲の臓器に影響しやすく、線量が大きくなるほど合併症が生じやすくなります。

とくに治療後しばらくたってから起きてくる消化管障害は、自然には回復しにくいこともあります。困った症状があれば放置せず医師に相談しましょう。

困った症状に対処するポイント

多くは一過性の症状ですが、苦痛が大きければ治療していきます。

1 自然な回復を待つ

急性期の症状は時間とともに軽くなっていくことが多い

2 薬物療法を試す

頻尿などは薬物療法で楽になることもある（→87ページ）。排便のトラブルは整腸剤などでやわらぐことも

3 積極的に治療する

放射線性膀胱炎、直腸炎は、薬物療法の効果が薄ければ積極的な治療を考える

止血のための内視鏡手術

レーザーやアルゴンガスで出血している組織を焼き固める

高圧酸素療法

高気圧の酸素タンクの中に１～２時間入って過ごす。これを数十回くり返す。しくみははっきりしないが改善が期待できる

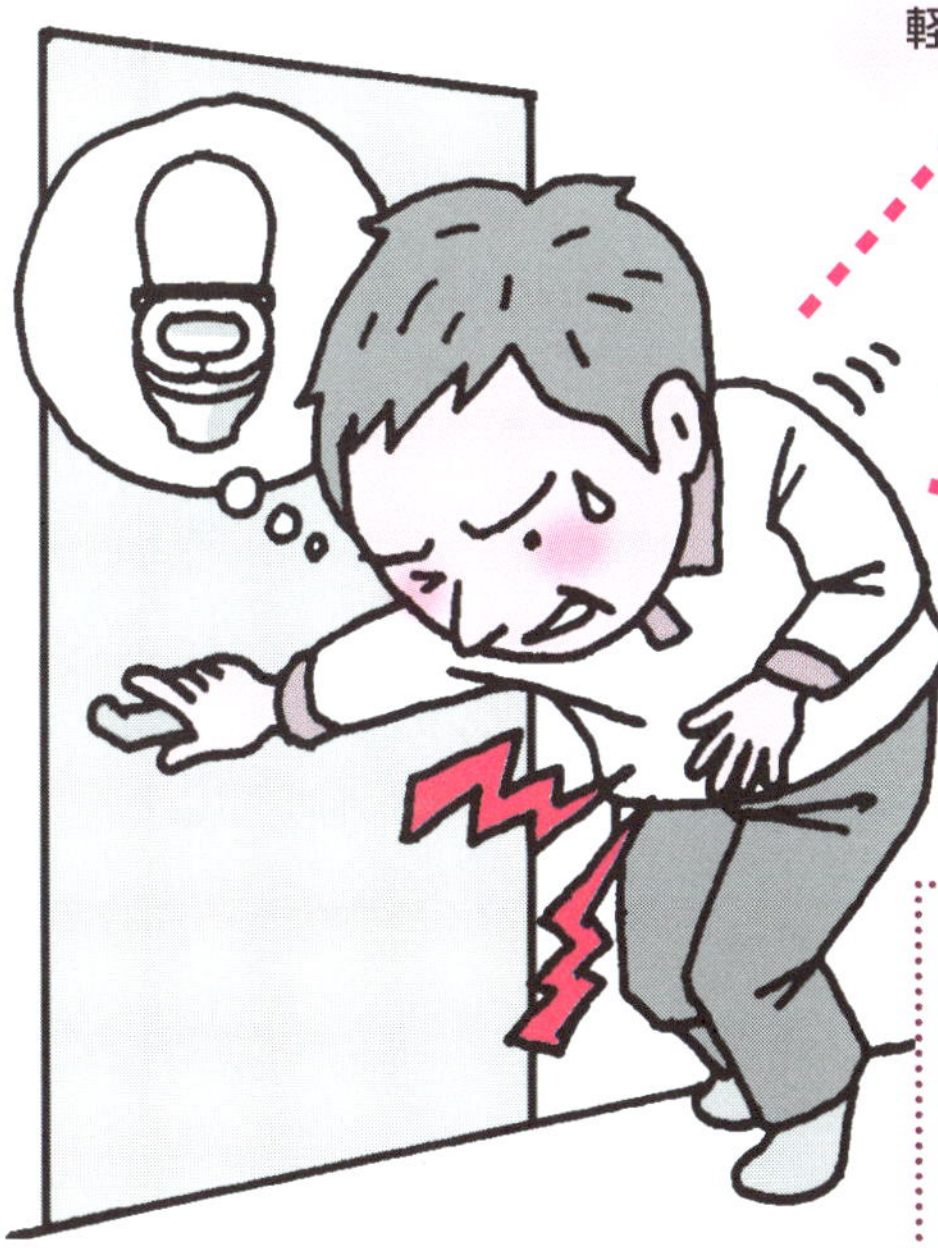

長引くようなら医師に相談を

性機能を回復する薬は医師に処方してもらう

治療後に起きやすい勃起障害（ED）は、神経が温存されていれば薬物療法が有効です。「回復させたい」という気持ちがあれば、早めに治療を始めることが重要です。

回復させたければ、早めにチャレンジ

陰茎の内側にある海綿体に血液が流れ込むことで勃起が生じます。勃起しない状態が続くと海綿体の線維化が生じて回復しにくくなるため、体の状態が落ち着いたら、なるべく早めにセックスやマスターベーションを試みてみましょう。

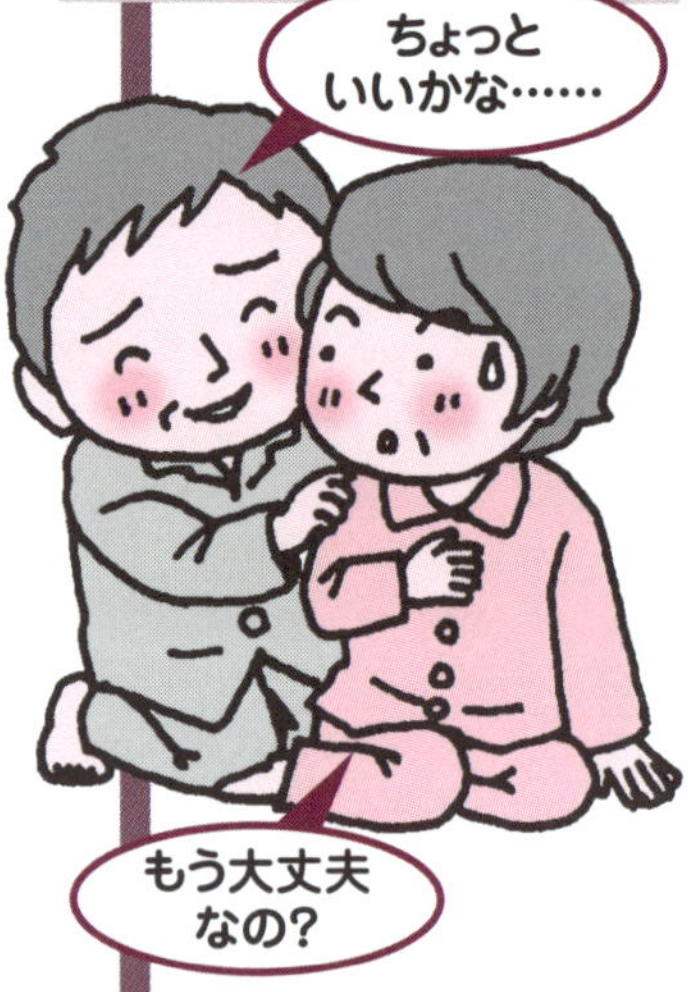
ちょっといいかな……
もう大丈夫なの？

いつ頃から試してよいかは体の回復ぐあいにもよる。率直に医師に尋ねてみよう

医師に相談する

勃起障害があるようなら医師に相談を。勃起の程度を客観的に知るには左記の評価表が役立ちます。

治療するかは気持ちしだい

性機能が低下したからといって、すべての人に治療が必要なわけではありません。治療をするかどうかは、患者さんの気持ちしだいです。

▼国際勃起機能スコア（IIEF）

勃起してそれを維持する自信はどの程度ありましたか？	非常に低い【1 点】／低い【2 点】／中くらい【3 点】／高い【4 点】／非常に高い【5 点】
性的刺激によって勃起したとき、どれくらいの頻度で挿入可能な硬さになりましたか？	ほとんど、またはまったくならなかった【1点】／たまに*なった【2点】／ときどき**なった【3点】／しばしば***なった【4点】／ほぼいつも、またはいつもなった【5点】
性交の際、挿入後にどれくらいの頻度で勃起を維持できましたか？	ほとんど、またはまったく維持できなかった【1点】／たまに維持できた【2点】／ときどき維持できた【3点】／しばしば維持できた【4点】／ほぼいつも、またはいつも維持できた【5点】
性交の際、性交を終了するまで勃起を維持するのはどれくらい困難でしたか？	きわめて困難【1点】／とても困難【2点】／困難【3点】／やや困難【4点】／困難でない【5点】
性交を試みたとき、どれくらいの頻度で性交に満足できましたか？	ほとんど、またはまったく満足できなかった【1点】／たまに満足できた【2点】／ときどき満足できた【3点】／しばしば満足できた【4点】／ほぼいつも、またはいつも満足できた【5点】

*たまに…半分よりかなり低い頻度
**ときどき…ほぼ半分の頻度
***しばしば…半分よりかなり高い頻度

合計点数による判定のめやす

22点～25点…正常／17点～21点…軽度のED／12点～16点…軽度～中等度のED／8点～11点…中等度のED／5点～7点…重度のED

（日本性機能学会「ED 診療ガイドライン」による）

メインの治療は薬物療法

放射線療法や、神経を残して手術を受けた場合には、ED治療薬の使用で勃起機能の改善が期待できます。

▼ED治療薬が効くしくみ

脳から陰茎に
性的な興奮が伝わる

↓

陰茎の血管を広げる
物質（サイクリックGMP）
が増える

↓

陰茎の海綿体に血液が
流れ込んで勃起する

↓

性的な興奮が鎮まると
「PDE5」という酵素がサイクリック
GMPを分解する

→ 勃起が
終了する

ED治療薬
（PDE5阻害薬）
酵素の働きを阻害することで、
勃起が維持される

治療薬は3種類ある

治療薬には勃起を維持する働きがあるだけで、服用すれば自動的に勃起が起こるものではありません。

薬剤名（カッコ内は主な商品名）	特徴	注意点
クエン酸シルデナフィル（バイアグラ）	持続時間は4時間ほど。性交の1～3時間前に服用する	狭心症の発作止めとの併用は禁忌。血圧が下がりすぎるため、非常に危険
塩酸バルデナフィル水和物（レビトラ）	効果出現が比較的早く作用も強い。持続時間は4時間程度	
タダラフィル（シアリス）	持続時間が非常に長い。36時間ほど効果がある	

ネット通販の利用は避けたほうがよい

インターネットで販売されているED治療薬は「本物」とは限りません。海外では偽物の薬を使って亡くなった人もいると報告されています。必ず医師の処方を受けましょう。

神経が残っていなければ薬の効果は期待薄

治療後の勃起障害は、薬物療法が有効なこともありますが、勃起にかかわる神経が残っていないと、服薬の効果は期待できません。

その場合、陰茎のプロスタグランジン局所自己注射といった方法や陰茎プロステーシスという専用の器具を埋め込む方法もありますので、医師に相談してみましょう。

骨折を防ぐ

ホルモン療法中は「骨」を守る取り組みを

がんの勢いをやわらげてくれるホルモン療法ですが、ホルモンのバランスが崩れることによる弊害もあります。とくに気をつけたいのは、骨粗しょう症と筋力の低下による骨折です。

高齢者の骨折は寝たきりの原因にも

閉経後の女性に骨粗しょう症が多いのは、女性ホルモンの分泌が減るためという話はよく知られています。男性は女性より骨が太いうえ、高齢になっても男性ホルモンが分泌されて骨を守る働きをしているため、通常は骨粗しょう症とは無縁でいられます。

しかし、ホルモン療法を長く続けることになったらそうはいきません。骨密度の低下に加え、筋肉量も減っていくおそれがあります。ホルモン療法は高齢の患者さんでも受けられる治療法ですが、高齢者の骨折は寝たきりの原因になってしまうこともあります。できるかぎりの備えをしていきましょう。

骨と筋肉にも影響が及ぶ

男性ホルモンには、骨量を維持したり、筋肉を増やしたりする働きがあります。そのため、ホルモン療法で男性ホルモンの分泌・作用が抑制されると、骨や筋肉にも影響が及んでしまいます。

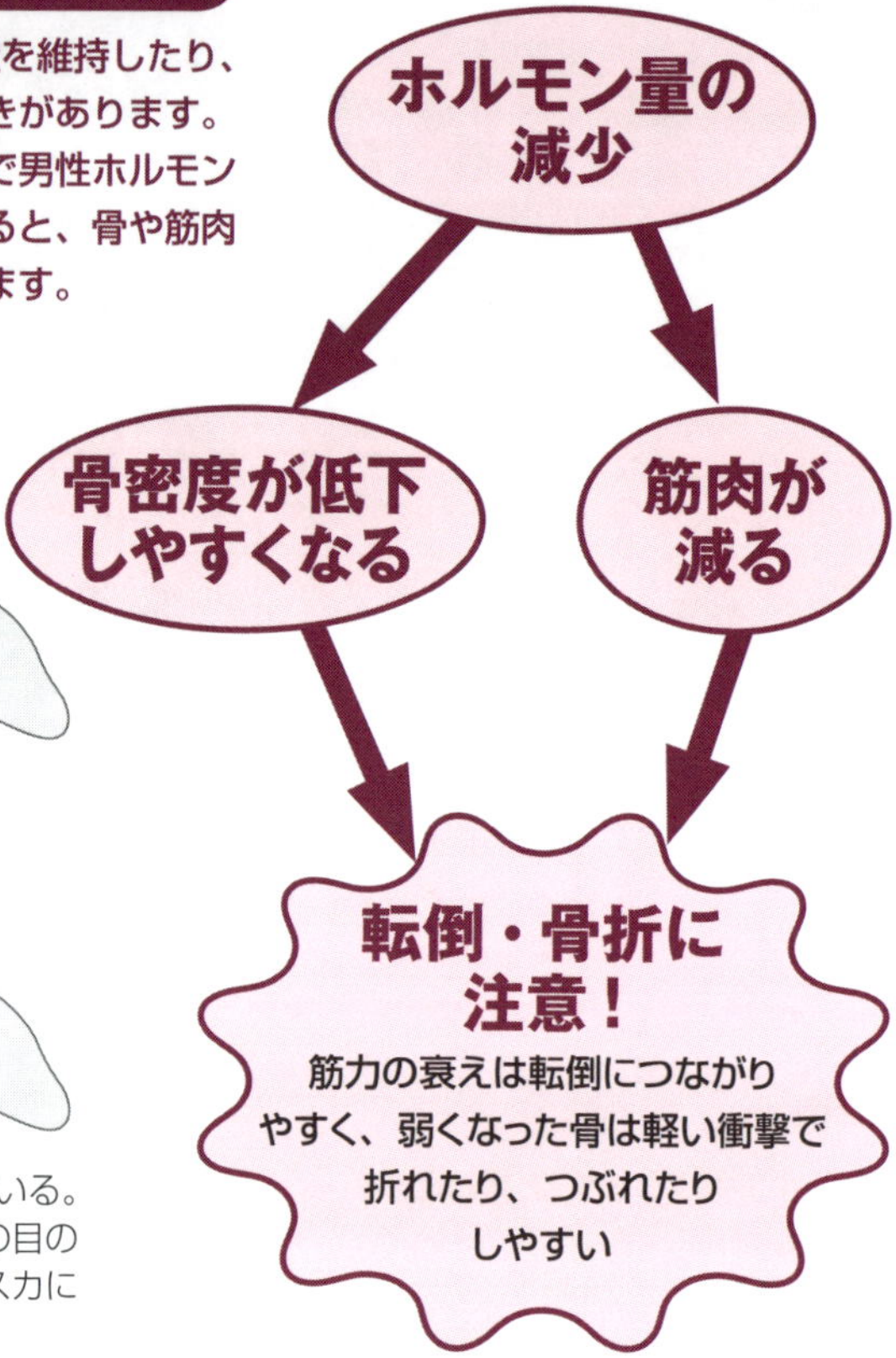

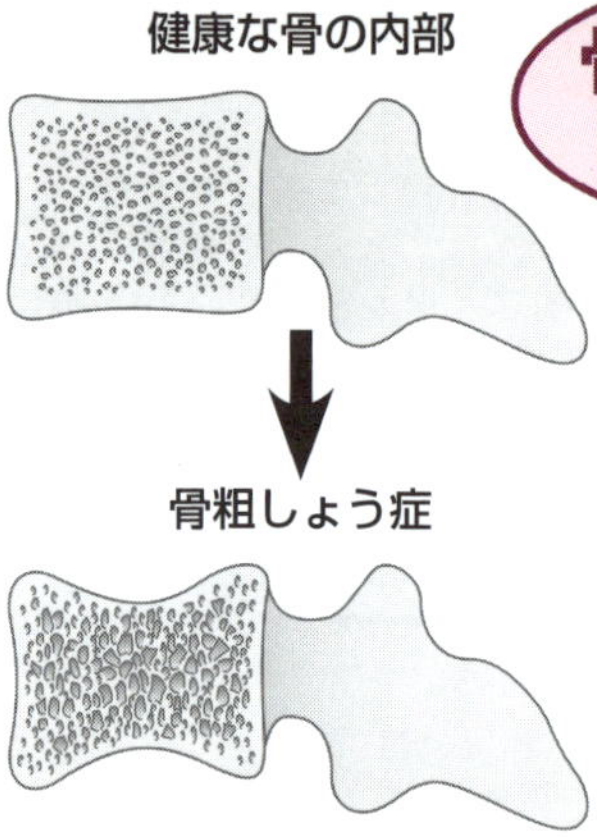

骨の内部は網目状になっている。びっしりとつまっていた網の目のすきまが大きくなり、スカスカになった状態が骨粗しょう症

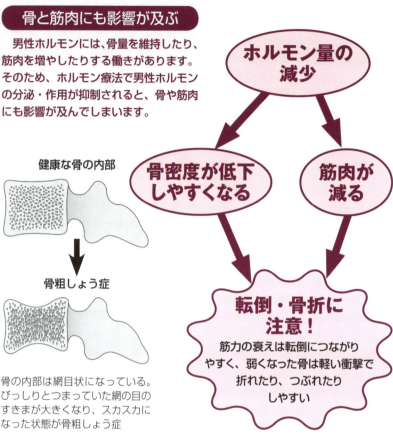

できることを続けていこう

ホルモン療法をメインの治療法とする場合には、治療期間は長くなります。十分な対策をとりましょう。

体を動かして筋肉の減少を防ぐ

筋肉は使わなければどんどん減ってしまいます。体操やウォーキングなど、無理のない運動習慣をつけるとよいでしょう。

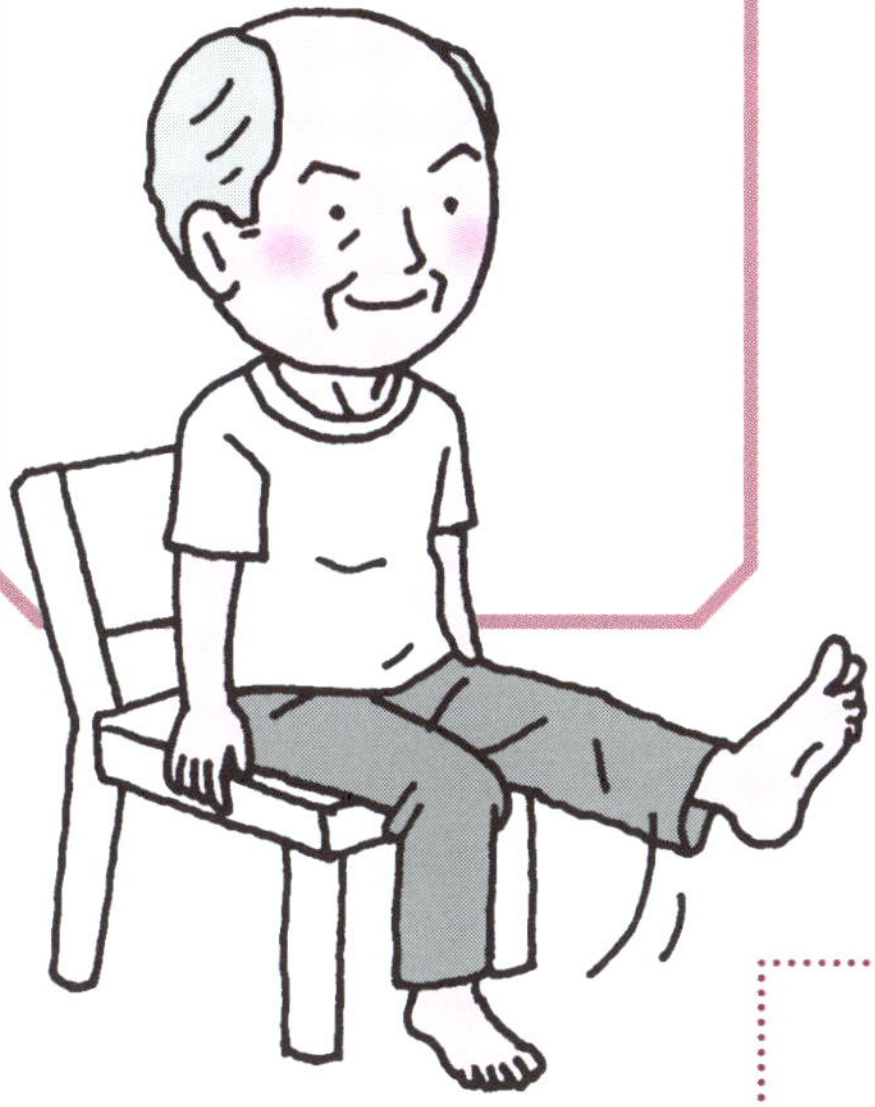

椅子に座っておこなう「片足上げ」の体操は、太ももやおなかの筋肉の強化につながる

カルシウムは食事からしっかりとる

骨をつくる材料になるカルシウムは不足させないことが必要です。ただし、サプリメントを利用してむやみに摂取量を増やしても、すべて骨の材料に使われるとはかぎらず、むしろとりすぎの弊害も指摘されています。「食事で十分にとること」を心がけましょう。

▼活用したい食品

- 低脂肪牛乳やヨーグルト
- 小松菜
- 大豆製品
- 小魚

など

骨密度が低下していたら薬物療法を始める

ホルモン療法を始める前や、治療中も１～２年に１回は骨密度を測定し、骨の状態を把握しておくことがすすめられます。

骨密度の低下が目立つようなら薬物療法が検討されます。カルシウムが骨に沈着するのを助けるビタミンＤ剤や、骨を溶かす破骨細胞の働きを抑えるビスホスホネート製剤が使用されます。

しっかり口内ケア

ビスホスホネート製剤の使用で、まれに顎骨壊死（あごの骨の炎症・破壊）が生じます。

口内細菌の関与が指摘されていますので、口の中は清潔に保ちましょう。また、歯科治療を受ける際には、必ず薬を使っていることを告げてください。

歯の表面だけでなく、歯と歯の間や歯と歯肉の境目、歯肉と頬の粘膜の間や舌なども清潔にしておく

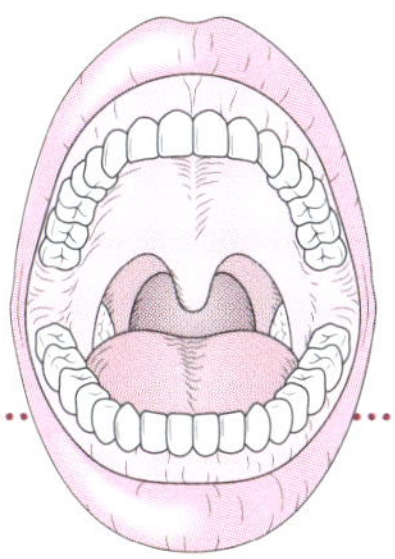

再発をチェック

治療を終えたあとも定期的にＰＳＡ検査を

手術や放射線療法で完治することも多い前立腺がんですが、「完治したかどうか」は治療後すぐには判断できません。再発がないか、困った症状はないか、チェックしていきます。

「再発」にもいろいろある

前立腺の組織だけがもつPSAは、再発を見つける際にも重要な手がかりになります。前立腺がんが再発すればPSA値の上昇がみられます。わずかな変化を見逃さないことが重要です。

画像ではわからない

PSA再発
（生化学的再発）
画像検査で確認できる病巣はなくても、治療後、低値となっていたPSA値が上昇し、一定基準以上になった場合には「再発」ととらえる

ホルモン療法中の「再燃」については72ページ

必ず移行するとはかぎらない

画像でわかるようになる

臨床的再発
がんがある程度の大きさになり、画像検査で確認できるようになった状態

定期的なPSA検査で再発の早期発見を

監視療法やホルモン療法を続けている場合、治療のための通院が必要なのはもちろんですが、手術や放射線療法を受けてひとまず治療は終了したという場合でも、しばらくは通院を続けます。

がん細胞は、治療によってすべて消滅したように見えても、体内のどこかに潜んでいることがあります。わずかに残ったがんが再び増殖を始めることを「再発」といいます。がんである以上、再発の危険性はゼロとはいえません。

ただ、再発しても早めに見つかれば治療の幅は広がります。定期的にＰＳＡ検査を受け、変化を見守っていきましょう。

治療終了後も通院は続ける

治療後の通院がすすめられるのは、第一に再発を早く見つけるためですが、治療後に起きやすいさまざまな問題を医師に直接相談するよい機会にもなります。

▼PSA検査を受ける頻度のめやす

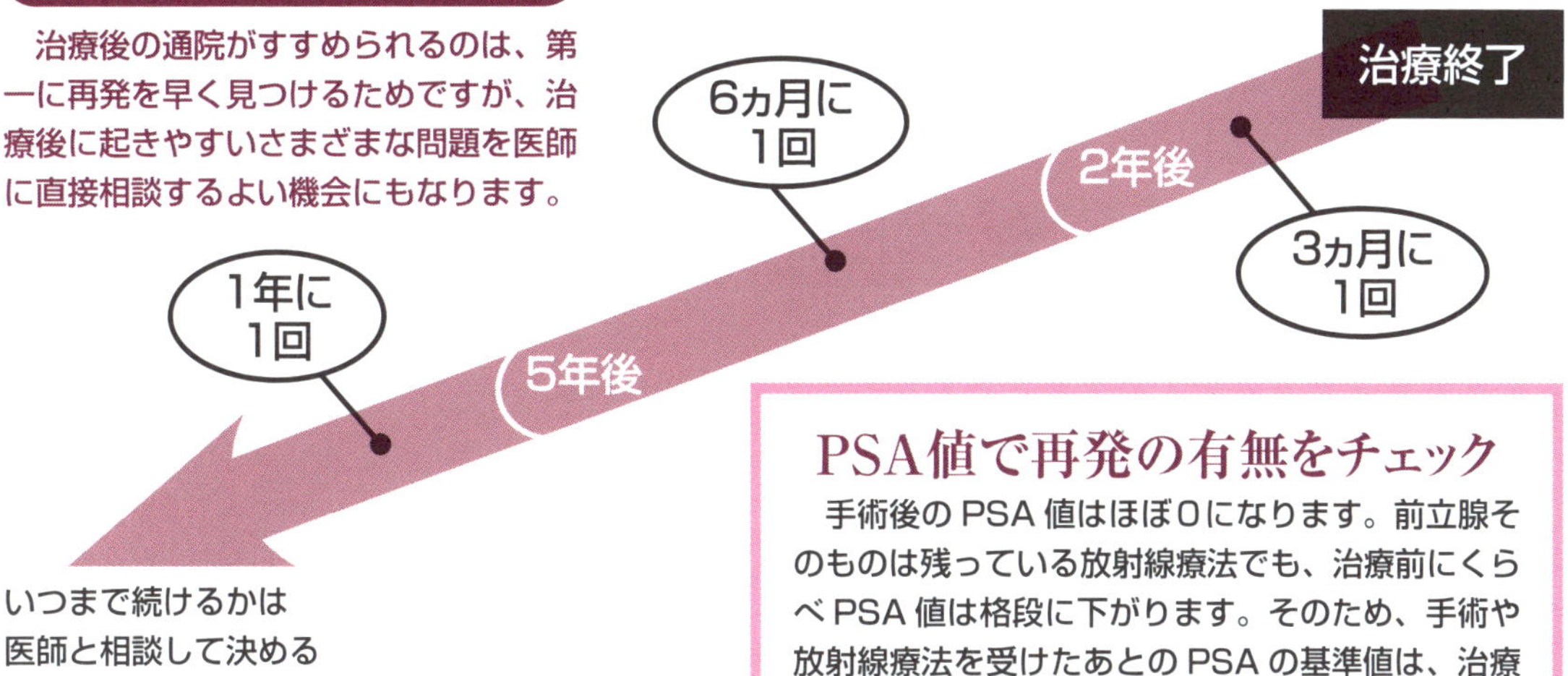
治療終了
3ヵ月に
1回
2年後
6ヵ月に
1回
5年後
1年に
1回
いつまで続けるかは
医師と相談して決める

PSA値で再発の有無をチェック

手術後のPSA値はほぼ0になります。前立腺そのものは残っている放射線療法でも、治療前にくらべPSA値は格段に下がります。そのため、手術や放射線療法を受けたあとのPSAの基準値は、治療前にくらべて低く設定されています。

▼再発の判定基準

前立腺全摘除術後	2～4週間あけて測定した値が連続して0.2ng/mℓ以上の場合
放射線療法後	治療後の最低数値+2.0 ng/mℓ以上の場合

再発と判断されたら、今後の治療方針を検討する
(→98ページ)

困った症状の相談

排泄に関する悩みや、性機能障害を治療したいなどという希望があれば、通院の機会を利用して相談してみるとよいでしょう。

もちろん、新たに気になる症状が現れてきたなどということがあれば、通院の機会を待つ必要はありません。腰痛、足のしびれなどは骨転移の症状として起きることもあります。不安があれば早めに受診してください。

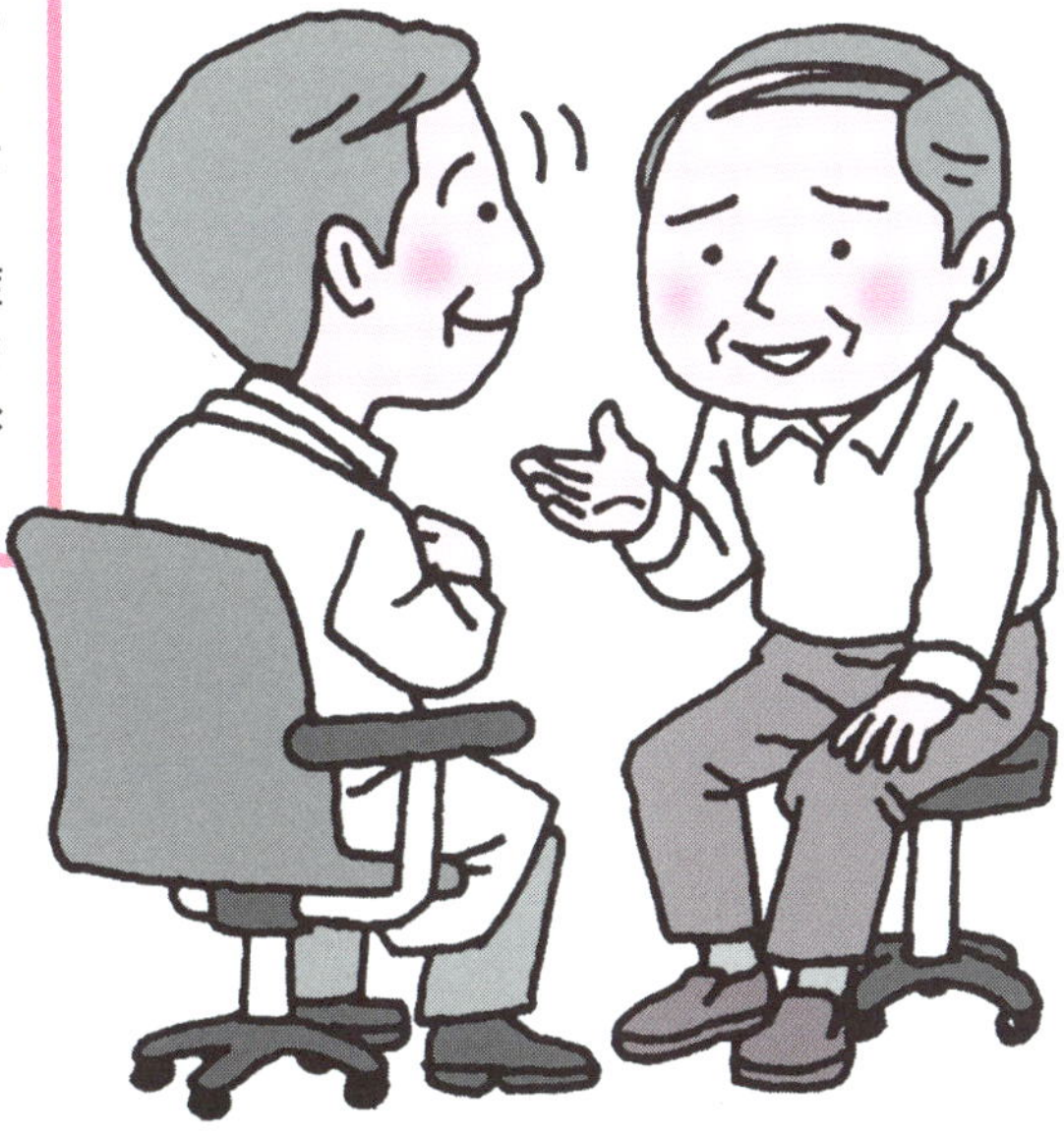

COLUMN

再発がんへの対応は初回の治療や転移の有無による

当面は経過を見守ることもある

ＰＳＡが再び上昇してきたとわかれば、だれしも不安な思いが募りがちです。ただ、再発した場合でも、前立腺がんは進行が遅いことが少なくありません。ＰＳＡ再発の段階で早めに次の治療に進むことが有効な場合もありますが、当面は経過を見守るというのも選択肢のひとつです。

再発によって骨への転移などが起きていれば、ホルモン療法を基本に治療を進めます（→76ページ）。それぞれの状態に合わせて適切な対応を考えていきます。

手術後の再発なら……

PSA 再発の場合、前立腺周囲に残っていたがんがその場で増えてきた局所再発なのか、離れた部位で増え始めた転移なのか、はっきりわかりません。

前立腺があったところへの放射線照射が有効な場合もありますが、PSA が増えるスピードが速いなど、転移の疑いが濃厚ならホルモン療法の開始を検討します。

放射線療法後の再発なら……

PSA 再発後は、主にホルモン療法がおこなわれます。ただし、もともと低リスクのがんだった場合、しばらくは経過観察でよいこともあります。

残っている前立腺にがんが再発した局所再発に対して、再度の放射線照射はできませんが、患者さんの状態によっては、手術やフォーカルセラピー（→78 ページ）がおこなわれることもあります。

健康ライブラリー イラスト版

前《ぜん》立《りつ》腺《せん》がん

より良《よ》い選《せん》択《たく》をするための
完《かん》全《ぜん》ガイド

2017年 8 月 8 日 第1刷発行

2023年11月10日 第4刷発行

監 修	頴川　晋（えがわ・しん）
発行者	髙橋明男
発行所	株式会社講談社 東京都文京区音羽二丁目12-21 郵便番号　112-8001 電話番号　編集　03-5395-3560 販売　03-5395-4415 業務　03-5395-3615
印刷所	TOPPAN株式会社
製本所	株式会社若林製本工場

N.D.C. 493　98p　21cm

KODANSHA

ISBN978-4-06-259815-6

■監修者プロフィール

頴川 晋（えがわ・しん）

1957年東京都生まれ。東京慈恵会医科大学泌尿器科主任教授兼診療部長。1981年、岩手医科大学医学部卒業、北里大学病院泌尿器科入職。米国ヒューストン・ベイラー医大留学、帰国後北里大学助教授、米国・メモリアルスローンケタリング癌センター客員教授などを経て、2004年、東京慈恵会医科大学泌尿器科主任教授、現在に至る。日本泌尿器科学会理事、日本泌尿器内視鏡学会理事、国際泌尿器科学会理事・日本支部長などを歴任する。2017年、米国泌尿器科学会にて Global Leadership Award を受賞。欧州泌尿器科学会より Honorary membership を授与される。NHK Eテレ『きょうの健康』などメディアでも活躍中。一般向けの著書、監修書に『前立腺がんは怖くない―最先端治療の現場から』（小学館新書）、『前立腺がん 自分の生活に合った治療を選ぶ』（別冊 NHK きょうの健康）などがある。

■参考資料

日本泌尿器科学会『前立腺癌診療ガイドライン 2016年版』（メディカルレビュー社）

頴川晋著『前立腺がんは怖くない―最先端治療の現場から』（小学館新書）

頴川晋著『前立腺がん 自分の生活に合った治療を選ぶ』（別冊 NHK きょうの健康）

小柴　健『前立腺の病気の治し方』（講談社）

日本医師会雑誌 第145巻・第8号「特集 前立腺がん診療」（日本医師会）

●編集協力　オフィス201　柳井亜紀
●カバーデザイン　松本 桂
●カバーイラスト　長谷川貴子
●本文デザイン　勝木デザイン
●本文イラスト　秋田綾子　千田和幸

講談社　健康ライブラリー　イラスト版

不整脈・心房細動がわかる本
脈の乱れが気になる人へ

東京慈恵会医科大学循環器内科教授
山根禎一　監修

不整脈には、治療の必要がないものと、放っておくと脳梗塞や心不全になるものがある。不整脈の治し方とつき合い方を徹底解説。

ISBN978-4-06-512942-5

心臓弁膜症
よりよい選択をするための完全ガイド

国際医療福祉大学三田病院心臓外科特任教授
加瀬川　均　監修

放置すれば心房細動や心不全のおそれも。病気のしくみから最新治療法まで徹底解説！

ISBN978-4-06-523502-7

膵臓の病気がわかる本
急性膵炎・慢性膵炎・膵のう胞・膵臓がん

東京医科大学消化器内科学分野主任教授
膵臓・胆道疾患センター長
糸井隆夫　監修

良性か悪性か？　進行したら？　膵臓の異常に気づき、〝治す〟ために、最新治療から病後の注意点まで徹底解説！

ISBN978-4-06-526022-7

レビー小体型認知症がよくわかる本

横浜市立大学名誉教授
小阪憲司　監修

アルツハイマー型に続く第二の認知症。そこにはいない人やものが見える幻視に要注意。病気の見極め方から治療法、介護のコツまで徹底解説。

ISBN978-4-06-259779-1

まだ間に合う！　今すぐ始める認知症予防
軽度認知障害（MCI）でくい止める本

東京医科歯科大学特任教授／メモリークリニックお茶の水院長
朝田　隆　監修

脳を刺激する最強の予防法「筋トレ」＆「デュアルタスク」。記憶力、注意力に不安を感じたら今すぐ対策開始！

ISBN978-4-06-259788-3

脳卒中の再発を防ぐ本

杏林大学医学部教授・脳卒中センター長
平野照之　監修

発症後一年間は、とくに再発の危険が高い！　退院後の治療から生活の注意点まで徹底解説。

ISBN978-4-06-516835-6

講談社　こころライブラリー　イラスト版

うつ病の人の気持ちがわかる本

大野裕、NPO法人コンボ　監修

病気の解説本ではなく、本人や家族の心を集めた本。言葉にできない苦しさや悩みをわかってほしい。

ISBN978-4-06-278966-0

認知症の人のつらい気持ちがわかる本

川崎幸クリニック院長
杉山孝博　監修

「不安」「恐怖」「悲しみ」「焦り」の感情回路。症状が進むにつれて認知症の人の「思い」はどう変化していくのか？

ISBN978-4-06-278968-4